열흘간 떠나는 행복한 성교육 여행

고마워 성,
반가워 사춘기

고고 지식 박물관 32

열흘간 떠나는 행복한 성교육 여행

고마워 성, 반가워 사춘기

글 정미금 | 그림 황미선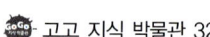

초판 1쇄 펴낸날 2008년 6월 25일 | **초판 6쇄 펴낸날** 2010년 7월 12일
펴낸이 변재용 | **본부장** 조은희 | **편집책임** 김향수
기획 우리누리 | **편집** 박은숙, 김지현 | **디자인** 정상철
마케팅 김병오, 박영준 | **홍보** 이대연 | **영업관리** 김효순 | **제작** 임기종, 안정숙
분해 (주)나모에디트 | **출력·인쇄** (주)삼조인쇄 | **제본** (주)선명제본
펴낸곳 (주)한솔교육 등록 제10-647호 | **주소** 413-756 경기도 파주시 교하읍 문발리 파주출판단지 526-8
전화 02-3279-3897(편집), 02-3271-3406(영업) | **전송** 02-3279-3889
전자우편 isoobook@eduhansol.co.kr | **누리집** www.isoobook.com | **북카페** cafe.naver.com/soobook
ISBN 978-89-535-4979-1 74030 **ISBN** 978-89-535-3408-7(세트)

ⓒ 2008 우리누리·(주)한솔교육
※저작권법으로 보호받는 저작물이므로 저작권자의 서명 동의 없이 다른 곳에 옮겨 싣거나 베껴 쓸 수 없으며 전산장치에 저장할 수 없습니다.
※값은 뒤표지에 있습니다.

한솔수북 한솔수북은 아이 마음을 아름답게 가꿔 주는 한솔교육의 단행본 출판 이름입니다.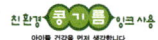

GoGo 지식 박물관 — 열흘간 떠나는 행복한 성교육 여행

고마워 성, 반가워 사춘기

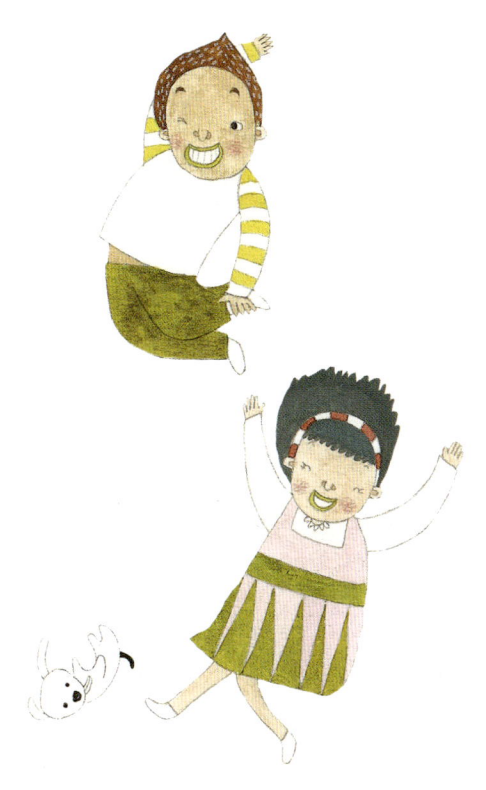

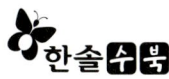

궁금한 우리의 성

　보슬보슬 내리던 비가 그치고 맑게 갠 하늘에 떠오른 무지개를 보면 얼마나 기분이 좋은지 몰라요. 무지개가 전하는 자연의 신비로움과 위대함에 감탄하게 되지요.

　알록달록 쉴 새 없이 달라지는 것은 하늘뿐만이 아니에요. 꽃이 핀 가지에는 열매가 열리고, 열매가 떨어진 자리에는 또 새싹이 자라나요. 자연의 원리에 따른 놀라운 변화들이지요.

　사람도 자연의 일부예요. 우리 몸도 시간이 흐르면 조금씩 달라지지요. 우리 몸의 변화도 날씨나 식물의 변화만큼 신비로워요.

　더욱이 사춘기 때 몸에 변화가 많이 일어나요. 여자 어른, 남자 어른이 되려고 몸은 하루가 다르게 커 가지요.

　생리를 하고, 가슴이 커지고, 몽정을 하고, 몸에 털이 나는 것은 창피한 일이 아니에요. 몸이 생명을 잉태할 수 있도록 준비를 하는 것이니까 오히려 축하해야 할 일이지요.

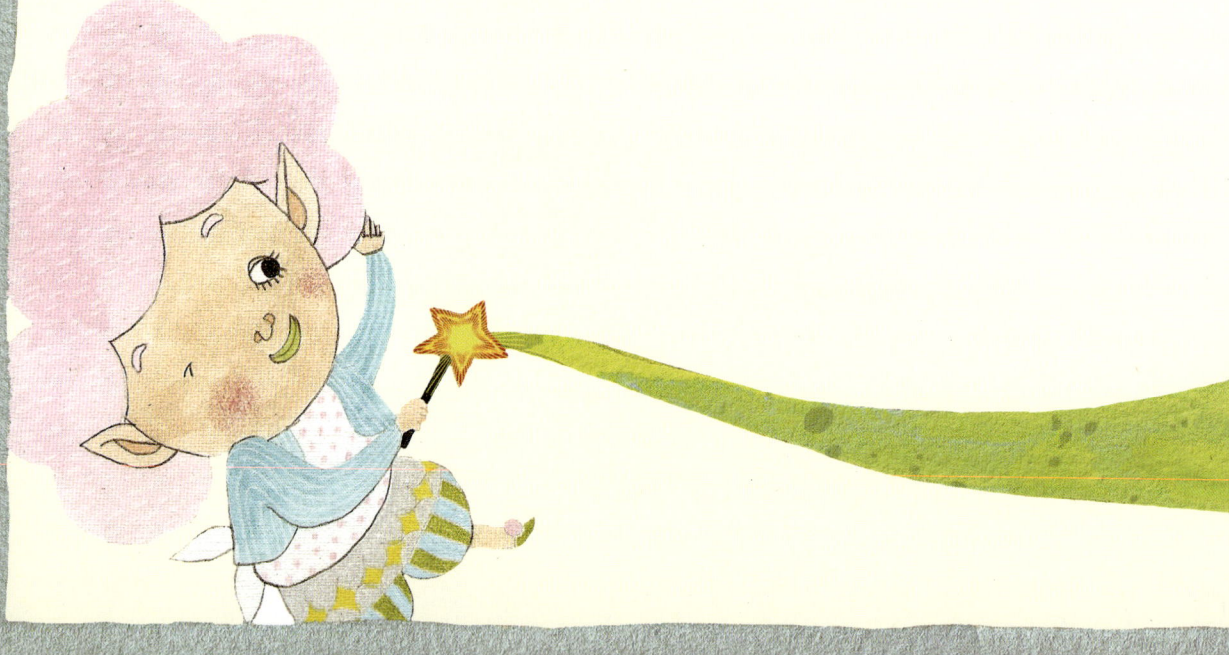

자기 몸이 달라지는 걸 느끼면서 혼란스러운 친구나 식구가 있다면 서로 이해해 주고 배려해 주어야 해요. 사춘기가 빨리 찾아온 친구를 놀리는 것은 '난 아직 어린애야!' 라는 뜻이에요. 그러니 그런 어리석은 일은 하지 말아요.

내 몸이 어떻게 바뀌는지 모르고 있으면 그 변화가 두렵게 느껴져요. 또는 몸이 몰라보게 달라지는 친구들을 보면서 어쩔 줄 몰라 할 수도 있지요. 그러니까 미리미리 내 몸이 어떻게 달라지는지 알아 두고 그때를 준비하는 것이 좋아요. 소중하고 신기한 우리 몸을 위해서요.

글쓴이 정미금

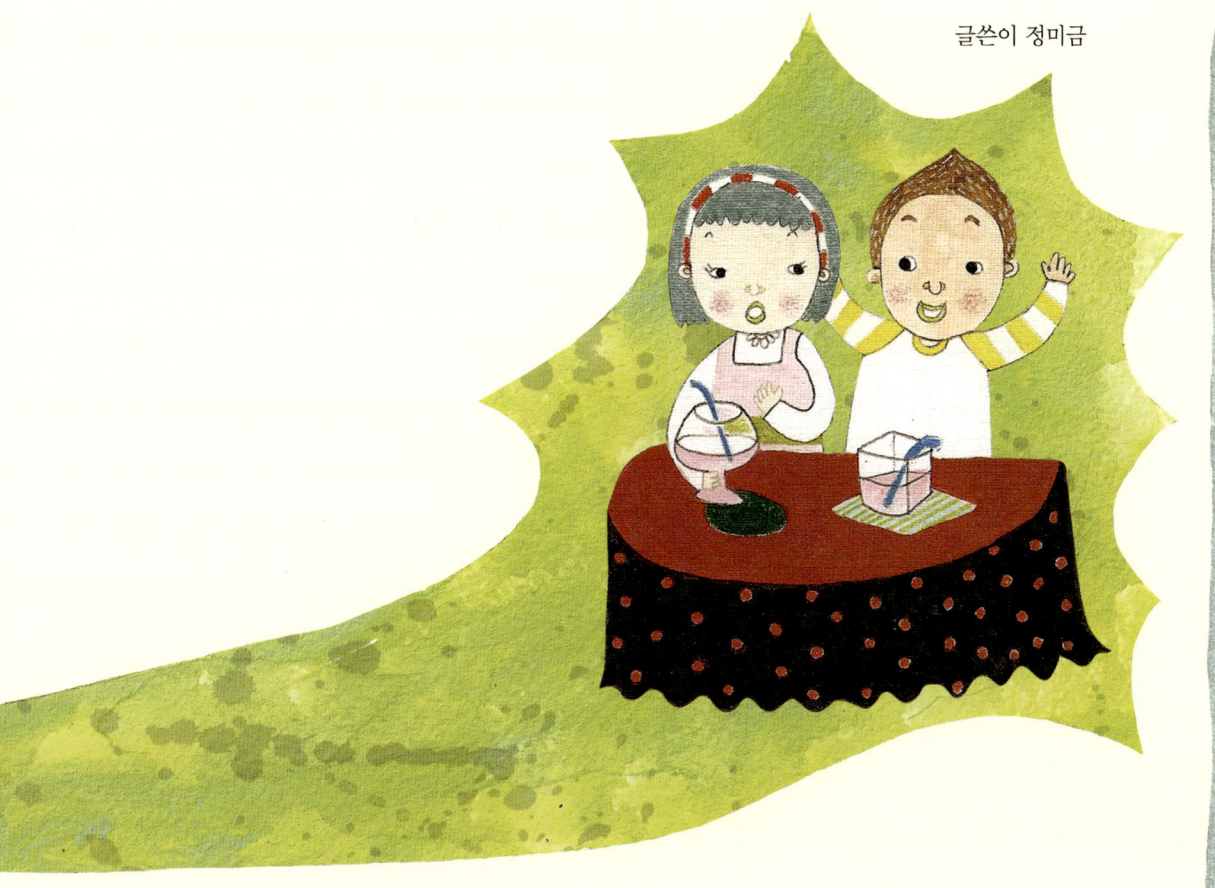

차 례

머리말…04

나오는 사람들…08

빨리 어른이 되고 싶어요! 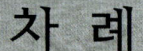…10

하루를 한 해로 바꾸는 요술 복숭아 가슴…24

우리 누나 죽는 거예요? 생리…35

원숭이가 되려나 봐! 털…50

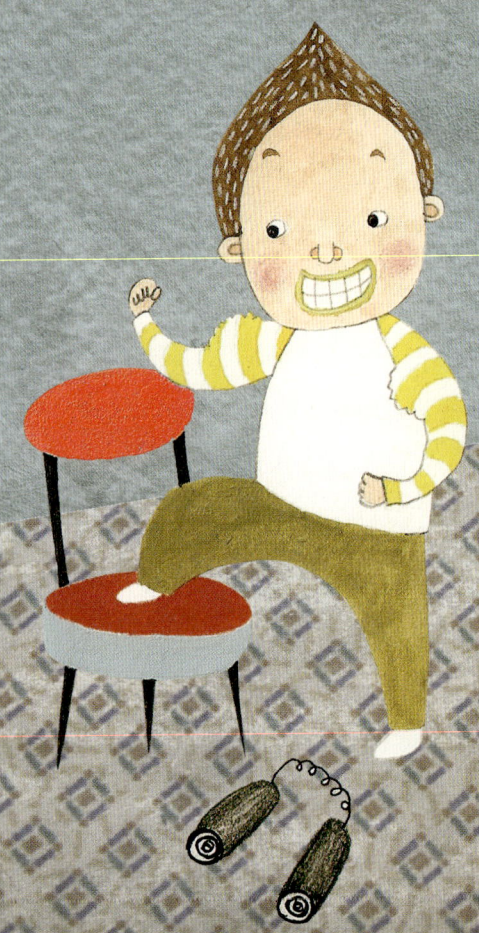
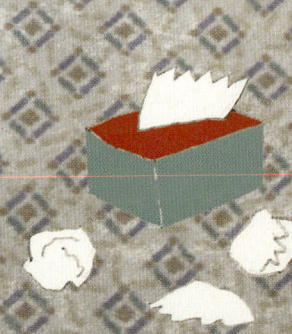

아름다운 여신이 나타나다! 몽정...59

고래 잡으러 가는 주현이 포경 수술...68

하양이가 엄마가 됐어요! 임신...76

예민이의 첫 번째 데이트! 성폭력...94

성은 아름다워요! 음란물...103

쉽게 풀어 쓴 성 용어...112

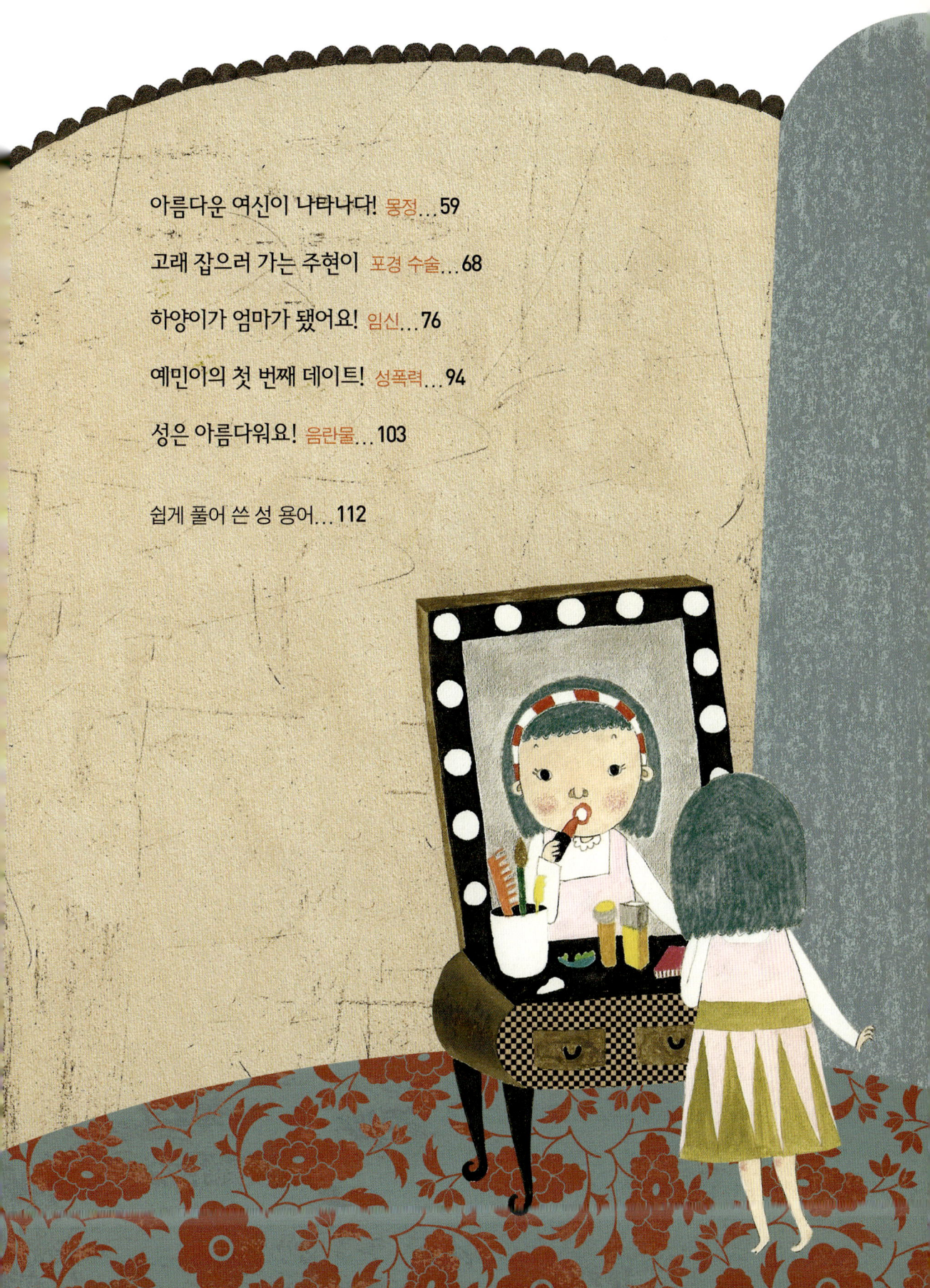

나오는 사람들

태석
강민이와 같은 태권도장에 다니는 대학생. 멋진 오토바이를 타고 다니고, 호기심이 많아서 궁금한 것이 있으면 꼭 밝혀 내고야 만다.

예민
외모에 관심이 많은 열두 살 여자아이. 빨리 어른이 되어서 엄마처럼 화장도 하고, 굽이 높은 신발도 신고 싶다. 동생인 강민이랑은 많이 티격태격하지만, 동생한테 무슨 일이 생기면 든든한 누나가 되어 준다.

강민
예민이의 남동생으로 열한 살 장난꾸러기다. 세상에서 누나를 놀려먹는 게 가장 재미있다. 아빠랑 야구도 하고 축구도 하고 싶은데 아빠는 늘 바쁘다. 이웃집 형처럼 멋진 오토바이를 갖고 싶다.

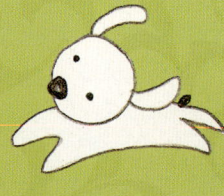

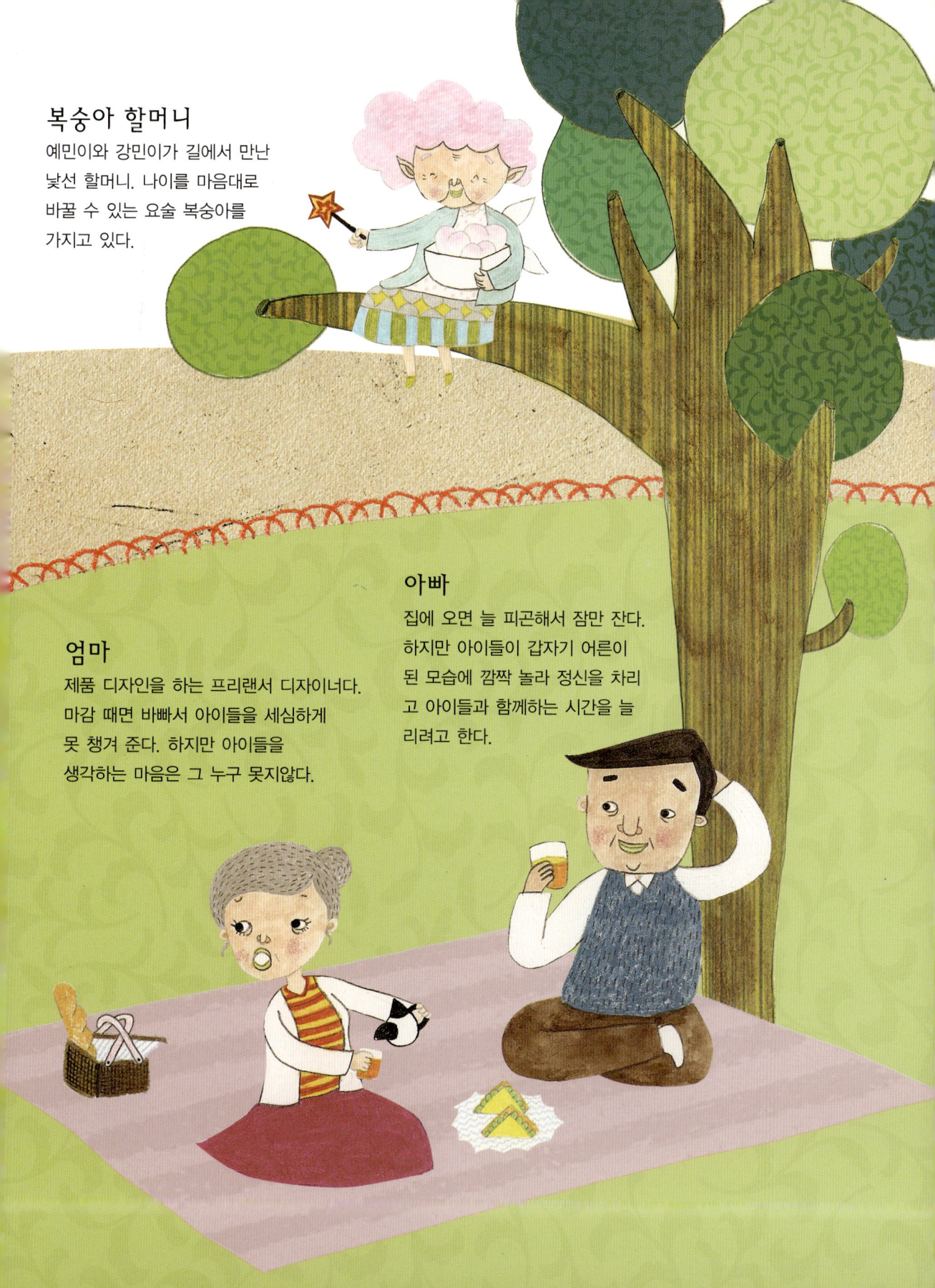

복숭아 할머니
예민이와 강민이가 길에서 만난 낯선 할머니. 나이를 마음대로 바꿀 수 있는 요술 복숭아를 가지고 있다.

엄마
제품 디자인을 하는 프리랜서 디자이너다. 마감 때면 바빠서 아이들을 세심하게 못 챙겨 준다. 하지만 아이들을 생각하는 마음은 그 누구 못지않다.

아빠
집에 오면 늘 피곤해서 잠만 잔다. 하지만 아이들이 갑자기 어른이 된 모습에 깜짝 놀라 정신을 차리고 아이들과 함께하는 시간을 늘리려고 한다.

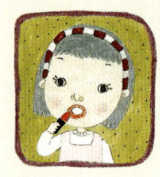 사춘기
빨리 어른이 되고 싶어요!

'부릉부릉.'

커다란 오토바이가 로켓처럼 연기를 내뿜었다. 오토바이의 파란 몸통은 햇빛을 받아 눈부시게 빛났다.

"태석이 형! 나도 태워 줘. 응?"

강민이가 애절한 눈빛으로 졸랐다. 태석이는 강민이랑 같은 태권도장에 다니는 대학생이었다.

"태워 줄까, 말까?"

태석은 장난스럽게 말했다.

"태워 줘!"

강민이는 발을 동동 굴렀다.

"안 되겠다! 아무래도 너희 아버지한테 혼날 것 같아!"

태석은 혼자 헬멧을 썼다.

"아버지한테는 비밀로 하면 되잖아!"

강민이는 거의 울 지경이었다.

"꼬맹아! 놀이터에 가서 친구들이랑 소꿉놀이나 해. 오토바이는 너 같은 어린이가 타기에는 위험하단다!"

태석은 그렇게 말하고는 강민이만 혼자 남겨 두고 '부웅' 하고 떠나 버렸다.

"나쁜 형! 나도 오토바이 살 거야. 세뱃돈도 모으고, 용돈도 모아서 형보다 더 좋은 오토바이 살 거야."

강민이는 고래고래 소리쳤다. 그리고 바닥에 던져 두었던 가방을 다시 메고 집으로 돌아왔다.

"엄마, 나 오토바이 사 줘!"

강민이는 괜히 엄마한테 짜증을 냈다.

"허참! 아주 장가를 간다고 하지 그러냐?"

"장가는 아직 가기 싫단 말이야. 오토바이 먼저 사 줘!"

강민이의 투정이 엄마한테 옮겨왔다.

"먼저 초등학교 마치고, 중학교 마치고, 고등학교도 마치고, 대학교도 마치면 그때 생각해 볼게."

"그때면 아직 한참 남았잖아!"

강민이는 엄마 꽁무니를 쫓아다니면서 투덜댔지만, 엄마는 아무런 말대꾸도 안 했다.

강민이는 거실에 있는 소파에 벌러덩 누웠다. 소파에 누우니 안

방 화장대에 앉아 있는 예민이가 보였다. 예민이는 강민이의 누나다. 강민이는 4학년, 예민이는 5학년이고 둘은 연년생이었다. 그런데 가만히 보니 예민이는 지금 화장을 하고 있었다. 엄마의 립스틱으로 입술을 빨갛게 칠하고, 눈은 멍든 것처럼 파랗게 칠했다.

"엄마, 누나가 엄마 화장품으로 장난해!"

강민이는 이때다 하고 엄마한테 일렀다. 일러바치기, 그게 바로 강민이의 특기이자 취미이고 가장 큰 기쁨이었다.

"예민아, 엄마 화장품으로 장난하지 말랬지? 그 비싼 화장품이 네 장난감인 줄 알아?"

엄마는 부엌에서 소리쳤다. 예민이는 엄마 목소리를 듣고 움찔했다. 그러고는 강민이를 쏘아보았다.

"너같이 의리 없는 동생은 정말 처음 봐!"

강민이는 예민이 말을 못 들은 척 소파에 다시 벌러덩 누웠다.

"아! 빨리 어른이 되고 싶다. 그러면 화장도 마음대로 하고, 예쁜 옷도 입고, 그리고 저런 예의 없는 어린 남자애들은 상대 안 해도 될 텐데!"

예민이는 거울을 보며 중얼거렸다.

"누나, 거울 보면서 중얼거리니까 백설공주에 나오는 마녀 같아. 크크크!"

강민이가 배꼽을 잡고 웃었다. 예민이는 벌떡 일어나 주먹을 꼭 쥐고 강민이한테 저벅저벅 다가왔다.

예민이가 등베개를 들어 강민이 얼굴을 내리치려는 순간 엄마가 예민이의 손목을 잡았다.

"그만들 하시지! 어쩜 눈만 마주치면 싸우냐?"

엄마의 화난 얼굴에 예민이와 강민이는 금세 얌전해졌다.

"엄마, 누나 사춘기인가 봐! 내가 무슨 말만 하면 괴물처럼 막 화를 내."

강민이가 엄마 뒤로 숨으며 말했다.

"그래, 사춘기 때는 누구나 예민해지게 마련이야. 사춘기는 우리 몸에서 조금씩 어른이 되고 있다는 신호를 보내는 때를 말해. 어린이에서 어른으로 자라는 때니까 몸과 마음에서 여러 가지 것들이 달라지는 거지. 그러니까 감정이 불안정해져서 작은 일에도 화를 내고, 슬퍼하고, 걱정하는 거야. 하지만 이러한 감정 변화는 아주 자연스러운 거니까 현명하게 이겨나가야 해."

엄마가 예민이의 머리를 쓰다듬어 주었다.

"엄마! 나도 내가 싫어. 별일도 아닌데 마음에서 화산이 폭발하는 것처럼 화가 나."

예민이는 들고 있던 등베개를 내려놓으며 말했다.

"감정을 다스리고 싶을 때는 일기를 써 보는 것도 좋은 방법이야. 자기 마음을 적다 보면 스스로 돌아볼 수 있는 힘이 생기고, 마음도 한결 편안해지거든. 까닭 없이 자주 화가 나면 운동으로 다스리는 것도 좋아."

"운동?"
예민이는 무슨 운동이 좋을지 생각했다.
"요가가 좋을까? 아니면 강민이처럼 태권도장에 다닐까? 아니면 수영? 헬스?"
그 사이 엄마는 방에서 옷을 산더미만큼 많이 들고 나와 예민이와 강민이를 불렀다.
"걷기만큼 좋은 운동이 어디 있겠어? 호호호! 자, 이 옷 세탁소에 맡기고 전부 빨아 달라고 해!"
"어쩐지 엄마한테 속는 기분인데?"
예민이가 옷을 받아 안으며 말했다.
"엄마가 떡볶이 맛있게 해 놓을게. 우리 예쁜 딸, 멋진 아들 어서 다녀와."
엄마는 남매의 엉덩이를 툭툭 치며 말했다. 예민이랑 강민이는 옷을 한아름 안고 세탁소로 갔다. 세탁소가 참 멀게 느껴졌다. 얼굴에 땀이 송글송글 맺혔다.
세탁소에 옷을 맡기고 돌아오는 길에는 짐이 없어서 그런지, 발걸음도 가볍고 마음도 한결 상쾌했다. 그런데 그때 또 강민이가 사고를 쳤다.

"여름 방학인데 날마다 엄마 심부름만 하고 이게 뭐냐? 무슨 재미있는 일 없을까?"

강민이는 돌멩이를 뻥 차며 말했다.

"아야, 어떤 녀석이냐?"

강민이가 찬 돌이 지나가던 할머니의 종아리에 맞았다. 할머니는 복숭아가 가득 든 바구니를 들고 있었는데, 할머니가 돌멩이에 맞는 바람에 바구니를 놓쳐 버렸다. 바구니에 담겨 있던 커다란 복숭아들이 바닥에 '후두둑' 떨어지고 말았다.

"윽! 할머니 죄송해요."

강민이는 얼른 달려가서 할머니한테 사과를 하고 복숭아를 주워 담았다.

"죄송해요! 제 동생이 우리 집 사고뭉치 악당이거든요."

예민이도 복숭아를 주웠다.

"하나는 백설공주에 나오는 마녀고, 하나는 사고뭉치 악당이라! 아주 잘 어울리는 남매인데?"

할머니가 웃으며 말했다.

"어? 어떻게 아셨어요?"

예민이랑 강민이는 깜짝 놀랐다. 강민이가 예민이를 백설공주에 나오는 마녀라고 놀린 것은 집 안에서 있었던 일이니까. 할머니는 대답도 없이 바구니에 복숭아를 다 담더니 예민이랑 강민이한테 넘겼다.

"사람을 다치게 했으니 그 몫을 치러야지. 너희가 이 짐 좀 우리 집까지 들어다 줘야겠다."

할머니는 앞장서서 걸었다. 예민이랑 강민이는 함께 바구니를 들고 할머니를 따라갔다. 둘이 들었는데도 바구니는 꽤 무거웠다. 꼬불꼬불한 골목을 지나 시끌벅적한 시장 길을 지나, 작은 언덕에 올랐다.

"할머니네 집은 도대체 어디예요?"

강민이가 투덜거렸다.

"다 왔단다!"

"벌써 다 왔다는 말을 열 번도 넘게 하셨잖아요!"

예민이도 입을 쭉 내밀고 말했다.

"진짜 다 왔어. 저기 저 집이야!"

할머니는 백 미터쯤 떨어진 곳에 있는 집을 가리켰다.

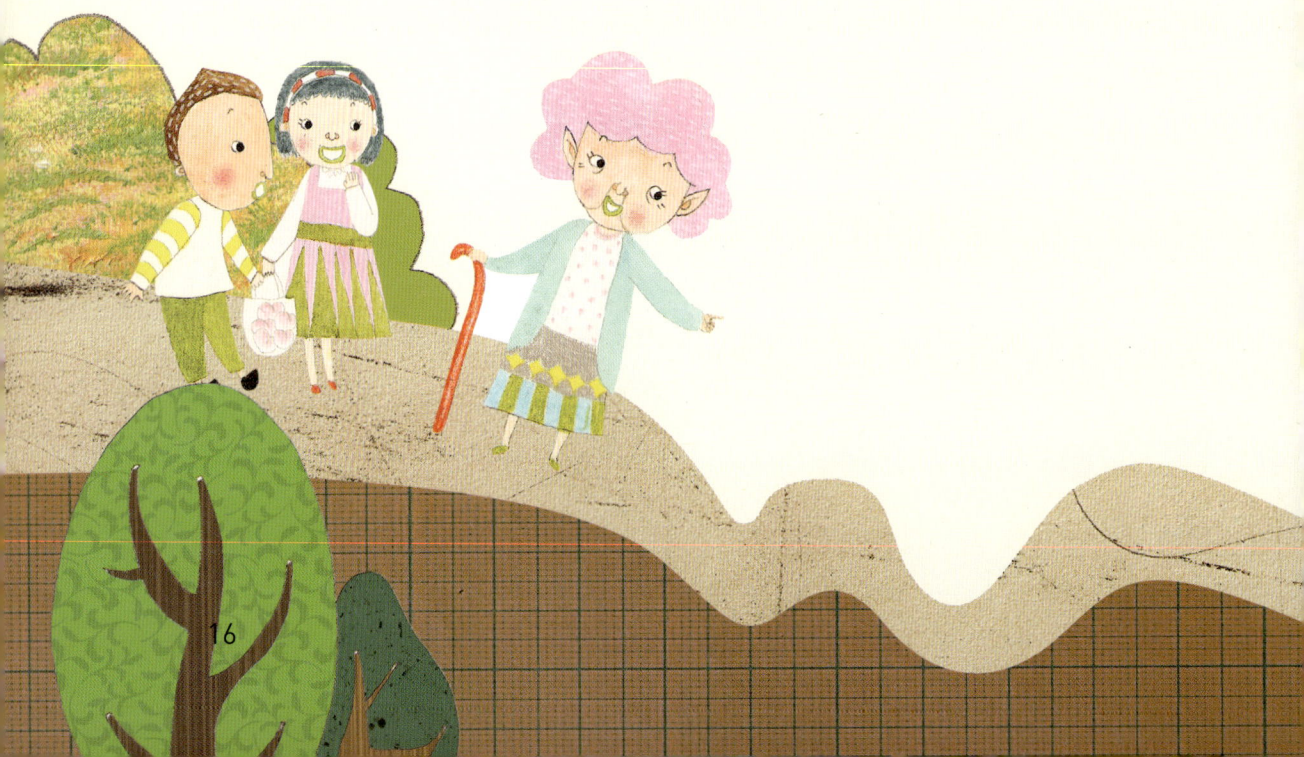

"와아!"

강민이와 예민이 입이 쩍 벌어졌다. 할머니가 가리킨 집은 정말 신비로웠다. 커다란 집은 싱싱한 담쟁이로 뒤덮여 있었고, 마당에는 갖가지 아름다운 나무들이 빼곡했다. 나무에는 처음 보는 열매들이 주렁주렁 열려 있었다. 바람을 타고 달콤한 냄새가 흘러 왔다. 나뭇잎이 바람에 흔들리는 소리는 하늘에서 울리는 종소리처럼 달콤하게 들렸다.

예민이와 강민이는 할머니네 집으로 들어갔다. 복숭아 바구니를 거실에 있는 탁자에 올려 놓았다.

"우아!"

두 남매는 할머니의 집 안을 둘러보며 감탄했다.

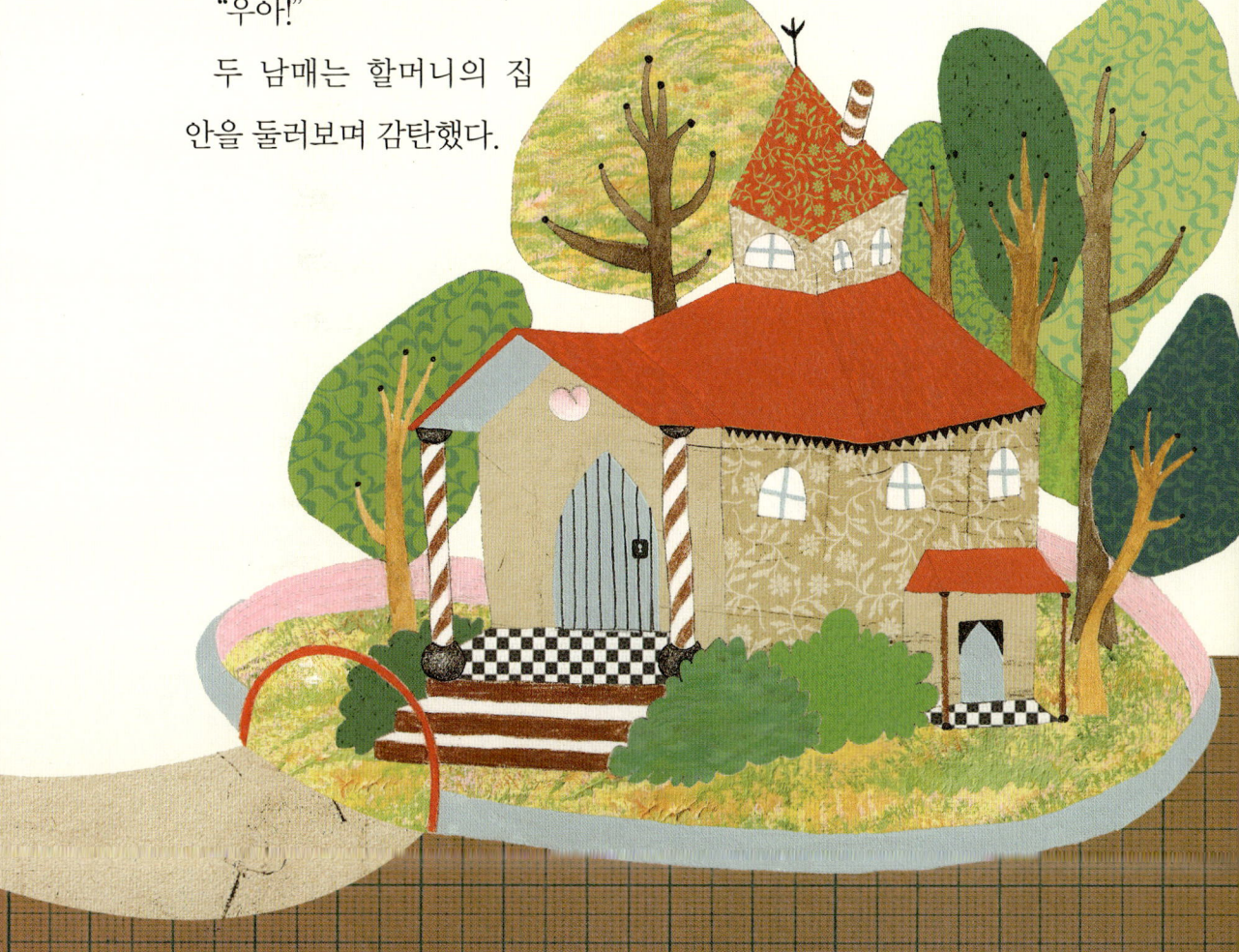

할머니네 집에는 신기한 물건들이 정말 많았다. 갖가지 열매가 달린 나무 그림이 벽을 가득 채우고 있었다. 물결무늬 커다란 항아리에는 마른 나뭇가지들이 꽂혀 있었다. 남매가 집을 구경하는 동안 할머니는 부엌으로 갔다.

"복숭아 주스 만들어 줄까?"

한결 낭랑해진 할머니의 목소리가 부엌에서 들려왔다.

"네!"

남매는 서로 마주보며 '키득' 웃고는 큰 소리로 대답했다. 남매는 복숭아를 무척 좋아했다. 조금 뒤 부엌에서 할머니가 아닌 아가씨가 쟁반을 들고 나왔다.

"헉! 누구세요?"

강민이가 깜짝 놀라 물었다.

"누구긴, 누구야? 복숭아 할머니지!"

아가씨는 좀전의 그 할머니 목소리를 내고 있었다. 좀 더 낭랑해진 것 같긴 했지만 분명 할머니 목소리였다. 남매는 그만 입이 떡 벌어졌다. 어리둥절해서 무슨 말을 해야 할지 몰랐다.

"누나, 우리가 지금 꿈을 꾸고 있는 건 아니겠지? 빨리 내 볼 좀 꼬집어 봐!"

강민이가 말했다.

"나도 꿈을 꾸고 있는 것 같아. 팔에 기운이 하나도 없어. 네가 먼저 내 볼 좀 꼬집어 봐."

예민이가 말했다.

"그럼, 내가 꼬집어 줄까?"

아가씨가 된 할머니가 말했다.

"아, 아니에요."

강민이랑 예민이가 고개를 절레절레 흔들었다. 그리고 조용히 복숭아 주스를 마셨다. 남매가 조심스럽게 주스를 마시는 동안 아가씨는 탁자에 있는 복숭아 하나를 들고는 아작아작 씹어 먹었다. 그러자 몸이 스르륵 줄어들더니 이번에는 또 귀여운 꼬마 아이로 바뀌었다.

"으악!"

예민이는 깜짝 놀라서 주스를 쏟을 뻔했다.

"누나!"

강민이는 무서워서 예민이 뒤로 숨었다.

"크! 무서우니까 누나를 찾네?"

꼬마 아이가 강민이를 놀렸다.

"도대체 넌 누구야? 아니, 누구세요? 우릴 잡아먹을 거예요? 헨젤과 그레텔에 나오는 마녀처럼?"

예민이가 마음을 단단히 먹고 물었다.

"난 복숭아 할머니지! 음, 육백 년을 넘게 살았으니 할머니 아니냐? 안 잡아먹을 테니 걱정 말고 주스나 마저 마셔라. 난 채소만 먹는 요술 할머니니까."

꼬마는 자기가 요술 할머니라며 다리를 꼬고 앉아 능청스럽게 말했다.

"요술 할머니?"

강민이는 제자리로 돌아와 앉았다. 마녀가 아니고 요술 할머니라니 좀 안심이 되었다.

"그럼, 나를 빨리 어른이 되게 해 줄 수 있어? 아니, 있어요?"

예민이는 꼬마한테 존댓말을 쓰려니 자꾸 헷갈렸다.

"글쎄, 왜 빨리 어른이 되고 싶은데?"

꼬마가 된 복숭아 할머니는 예민이를 장난스럽게 바라보며 말했다.

"빨리 어른이 되어 화장도 하고 예쁜 치마도 입고 싶어서요. 음, 또……."

"예민이는 지금 열심히 어른이 되어 가고 있는 거야."

꼬마였던 얼굴이 갑자기 할머니 얼굴로 바뀌었다. 그러고는 진지하게 말했다. 열심히 어른이 되어 가고 있다는 복숭아 할머니 말에 예민이는 괜히 부끄러워 얼굴을 붉혔다.

"예민아, 사춘기가 되어서 괜히 작은 일에도 화가 나는 네 마음을 다스릴 수 있는 글을 하나 들려 주마. 가끔 까닭 없이 화가 나거나 마음이 예민해지면 이 글을 생각하며 마음을 다독여 보렴. 그럼 마음이 차분해질 거야."

이 세상의 모든 것이
마음가짐에 달렸다.
푸른 안경을 쓰고 사물을 보면
모든 것이 푸르게 보인다.
세상을 좋게 보느냐,
안 좋게 보느냐에 따라
즐겁게도 보이고, 슬프게도 보인다.
빛나는 마음, 넓은 마음, 깨끗한 마음,
겸손한 마음, 부드러운 마음으로 세상을 보자.

빅토르 위고의 〈세상의 모든 것이〉

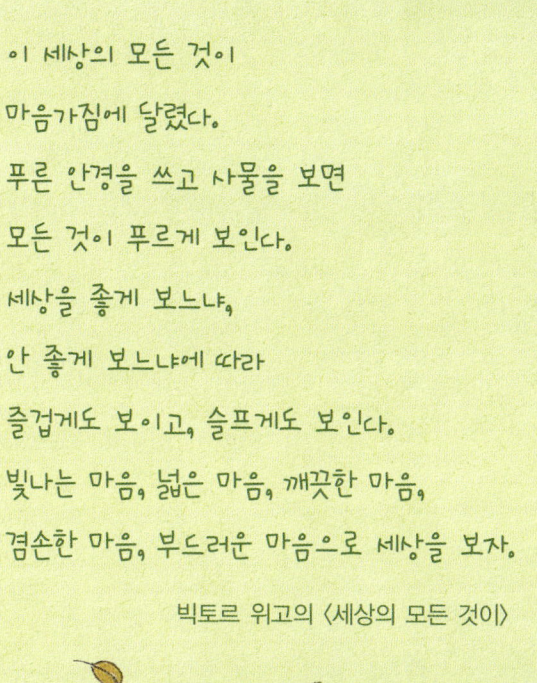

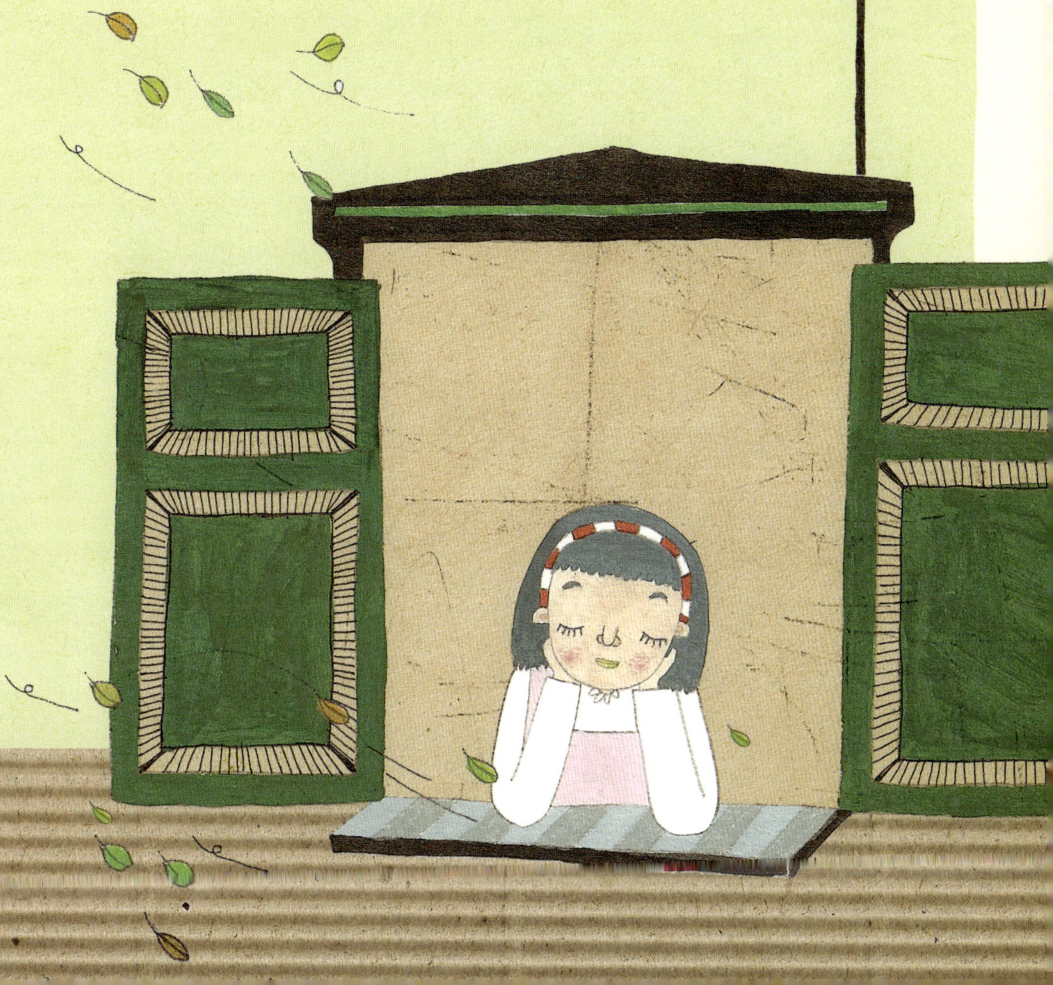

사춘기가 뭐예요?

　사춘기는 어린이에서 어른이 되어 가는 단계야. 사람에 따라 차이가 있지만 보통 열한 살부터 열여섯 살에 몸이 달라지고 이성에 관심이 생기지. 이때를 '2차 성징'이라고도 말해.

　이때 여자 어린이는 더욱 여자답게, 남자 어린이는 더욱 남자답게 만드는 호르몬이 갑자기 늘어나서 아기를 만들 수 있는 어른이 되도록 몸과 마음을 자라게 해.

　겉모습을 보면, 남자는 목소리가 달라지고 가슴과 어깨가 넓어지지. 여자는 골반이 넓어지고 가슴도 커져. 더욱이 이 시기의 아이들은 여러 가지가 달라지는 것을 느끼면서 감수성과 자아의식은 커지고 간섭이나 구속을 싫어하고 정서와 감정이 불안해진단다. 그렇기 때문에 이 시기를 어떻게 보내느냐에 따라 삶의 모습이 결정되기도 해.

　사춘기 아이들은 조그만 일에도 우울해지고 이성을 보는 관심은 더욱 커지고, 친구들 사이에서도 갈등이 많이 생겨. 이 시기는 다른 때보다 자기와 둘레에 있는 많은 것들을 예민하게 생각해. 작은 일에도 화가 나는 일은 어쩌면 자연스러운 일이야.

　부모님과 갈등이 많아 힘들어하는 아이들도 많아. 그렇기 때문에 사춘기가 되면 몸과 마음의 변화를 부모님과 스스럼없이 이야기 나눌 수 있는 환경과 시간을 마련하는 것이 좋아. 또한 사춘기 때 내 몸과 마음에 어떤 일이 일어나고 있고 어떻게 대처해야 하는지 미리 안다면 한결 편안한 마음으로 사춘기를 보낼 수 있단다.

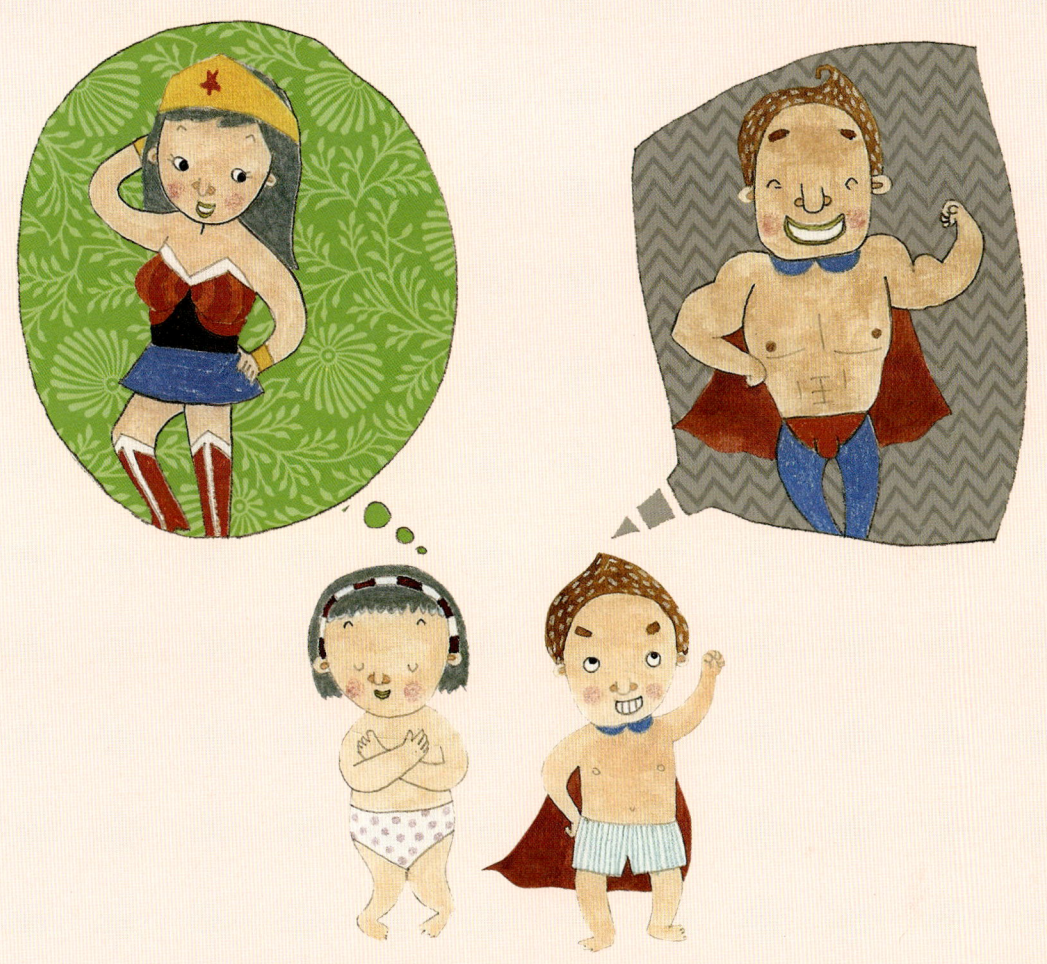

여성 호르몬과 남성 호르몬!

여자라고 해서 여성 호르몬만 있거나, 남자라고 해서 남성 호르몬만 있는 게 아니야. 여자와 남자 모두 두 가지 호르몬이 있어. 하지만 사춘기를 거치면서 여자는 여성 호르몬이 많이 생기고, 남자는 남성 호르몬이 많이 생기면서 자기의 성에 맞게 바뀌지.

성장 호르몬은 뼈와 근육을 더욱 튼튼하게 해 몸이 자라나게 해 주지.

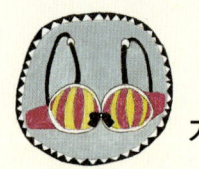 가슴

하루를 한 해로 바꾸는 요술 복숭아

"할머니 빨리 어른이 되고 싶어요. 저랑 제 동생을 어른으로 만들어 주세요."

예민이는 할머니를 졸랐다.

"좋아! 복숭아 바구니를 집에까지 들어다 줬으니까 나도 네 부탁을 들어주마."

복숭아 할머니가 말했다.

예민이와 강민이는 환호성을 질렀다.

"하지만 어른으로 사는 시간은 딱 열흘이야. 그 이상은 안 돼. 사람들의 나이를 우리가 마음대로 바꾸어 주면 요술쟁이 법원에 잡혀가서 재판을 받게 되어 있거든. 열흘 동안 식구들 말고 다른 사람들한테 이 사실이 들통 나서는 안 돼. 만약 식구 말고 다른 사람이 이 사실을 알게 된다면 너희는 영영 어린이로만 살아가게 돼. 그러니

조심해. 무슨 말인지 알겠지?"

요술 할머니는 진지하게 말했다.

"네! 알았어요. 엄마 아빠한테도 절대 비밀을 지키라고 할게요. 지금은 방학이라 친구들한테 들킬 염려도 없어요."

예민이가 말했다.

"좋아!"

복숭아 할머니는 고개를 끄덕였다.

"어떻게 하면 우리가 어른이 될 수 있어요? 정말 스무 살 넘은 어른이 될 수 있어요?"

강민이가 기대에 찬 눈으로 물었다.

"잠깐 기다려!"

복숭아 할머니는 다시 부엌으로 갔다. 그 사이 예민이와 강민이는 두근거리는 심장을 가라앉히고 있었다. 조금 뒤 할머니는 쟁반에 복숭아 두 개를 담아 왔다. 접시에 담긴 복숭아는 다른 복숭아와는 달랐다.

"꿀에 절인 복숭아란다. 꿀벌 요정들이 벌꿀에 절여 만든 아주 귀한 거야."

예민이와 강민이는 침을 꼴깍 삼켰다.

"맛있겠다, 히히!"

강민이 입이 헤 벌어졌다.

"이 복숭아를 먹으면 하루에 한 살씩 나이를 먹는단다. 내일 아침이면 열한 살인 강민이는 열두 살이 되고, 열두 살인 예민이는 열세 살이 되는 거야."

복숭아 할머니가 말했다.

"아이! 그렇게 한 살씩 먹어서 언제 어른이 돼요? 하루아침에 뚝 딱 하고 어른이 될 수는 없어요?"

강민이가 투덜거렸다.

"그럼, 넌 먹지 마!"

예민이가 접시 두 개를 다 자기 앞으로 당기며 말했다.

"아니야! 먹을 거야. 넌 어쩜 그렇게 욕심이 많냐? 나도 얼른 어른이 되고 싶단 말이야."

"누나한테 또 너라고 하는 것 좀 봐! 너, 엄마가 있었으면 꿀밤 맞았을 거야!"

강민이와 예민이가 옥신각신했다.

"어이쿠!"

복숭아 할머니가 눈을 흘겼다. 그러자 예민이와 강민이는 금세 얌전하게 앉아서 꿀에 절인 달콤한 복숭아를 먹었다. 영영 어른이 안 되어도 괜찮을 만큼 복숭아는 정말 맛있었다. 이렇게 맛있는 복숭아는 처음이었다.

예민이와 강민이는 집으로 돌아왔다.

"너희 뭐 하다가 이렇게 늦게 왔어?"

엄마가 물었다.

"그냥 놀다 왔지. 헤헤!"

예민이가 둘러댔다. 그리고 강민이 손을 끌고 얼른 방으로 들어갔다.

"아직은 엄마 아빠한테 비밀로 하자. 만약 복숭아 할머니 말대로 안 되면 괜히 혼만 날 거야. 모르는 사람 집에 가서 이것저것 얻어먹고 왔다고!"

예민이가 소곤소곤 말했다.

"좋아! 사실 복숭아가 맛있기는 했지만 몸이 아무렇지도 않은 게 속은 것 같기도 해."

강민이도 고개를 끄덕였다. 예민이와 강민이는 다른 날과 마찬가지로 텔레비전을 보다가 일기를 쓰고 잠자리에 들었다.

"예민아 강민아! 밥 먹어. 방학이라고 해가 중천에 뜨도록 잠만 잘 거야?"

엄마가 소리쳤다.

"알았어!"

예민이는 잠이 덜 깬 채로 화장실에 갔다. 일을 보고 눈을 비비며 거울을 봤다. 그런데 평평했던 가슴이 봉긋해져 있었다. 가슴을 만져 보니 물컹했다.

"헉!"

예민이는 입을 턱 막았다.

"정말이야! 정말 내가 한 살을 더 먹었나 봐. 근데 이 가슴을 어째. 아이, 창피해!"

예민이는 얼른 안방으로 가서 구급 상자에 있는 붕대를 몰래 챙겨서 화장실로 갔다. 그리고 걱정스러운 얼굴로 가슴에 붕대를 친친 감았다.

"그래, 이만하면 티가 안 나는걸!"

예민이는 그제야 밥 먹으러 나갔다. 강민이도 키가 좀 큰 것 같았다. 강민이는 자기 키가 커져서 좋은지 싱글벙글하고 있었다.

"애들아!"

엄마가 부르는 소리에 강민이와 예민이가 깜짝 놀랐다. 자기들이 달라진 걸 엄마가 알아보면 사실을 털어놔야 하고, 그러면 엄마한테 혼날지도 모른다고 생각하니 걱정이 됐다.

"내가 오늘 정신없이 바쁘거든! 그러니까 밥 먹고 너희가 설거지랑 청소랑 알아서 잘해 놔. 엄마 일하는 동안 건드리지 말고 너희가 알아서 집안 좀 정리해."

엄마는 밤새 일을 했는지 푸석푸석한 얼굴로 예민이와 강민이한테 눈길도 안 주고 방으로 들어갔다. 엄마는 디자이너다. 장난감이나, 컵, 병, 가전 제품 할 것 없이 여러 가지 제품들을 꾸미는 일을 한다. 회사에 다니는 게 아니고 일을 맡아 집에서 하는 프리랜서 디자이너라 날마다 일터에 나가지는 않았다. 하지만 마감 날짜가 다가오면 엄마한테 예민이와 강민이는 뒷전이 되었다. 엄마는 커피를 한 잔 가득 채워 작업실로 쓰고 있는 방으로 들어갔다.

"눈치 못 챘나 봐!"

엄마가 방으로 들어가자 강민이가 말했다.

"그래. 마감 때문에 바쁘니까 말하지 말자. 날카로워져 있을 때 얘기하면 더 혼날 거야."

예민이가 말했다.

"그래."

강민이랑 예민이는 밥을 먹었다. 예민이는 밥을 먹는 둥 마는 둥 하더니 이내 설거지를 했다. 그리고 방에 들어와 침대에 누웠다.

"어쩌지? 내일이면 가슴이 더 커질 텐데! 아니, 가슴 같은 건 왜 자라는 거야. 그냥 예쁜 어른 옷을 입을 수 있게 키만 크면 되지. 복숭아 할머니, 저 어쩌면 좋아요!"

예민이가 투덜거렸다.

"어쩌긴! 복이 터져도 그게 복인지도 모르는 사람들이 세상에는 아주 많다니까."

어느새 복숭아 할머니가 나타나 예민이의 침대에 걸터앉아서 말했다.

"복숭아 할머니!"

예민이가 깜짝 놀라서 일어났다.

"여자 어른이 되려면 당연히 가슴이 자라야지! 가슴이 안 자라면 그게 걱정이지. 그렇게 차츰차츰 여자가 된다는 건 정말 성스럽고 소중한 일이야. 사춘기가 오고, 생리를 하고, 조금씩 가슴이 자랄 때마다 고마워할 줄 알아야 한단다. 그건 완전한 여자가 되는 귀한 과정이니까."

복숭아 할머니가 말했다.

"그게 뭐가 성스러워요? 귀찮게 생리를 해야 하고, 가슴이 커지면 브래지어도 챙겨 입어야 하는데요. 더구나 가슴이 커지면 정말 많이 창피할 것 같아요. 그냥 얼굴 예뻐지고 키만 쑥 자라 어른이 되면 좋을 텐데요. 어른이 되는 건 정말 귀찮은 일이네요."

"가슴이 얼마나 중요한지 아직 모르는구먼! 예민이 너만 가슴이 자라는 게 아니야. 여자라면 누구나 가슴이 자란단다. 사춘기가 되면 가슴이 생겨나 자라기 시작하는데 초등학교 고학년이 되면 가슴이 점점 커지면서 아파 오기도 해. 누가 잘못해서 가슴을 툭 치기라도 하면 정말 많이 아프지. 그건 가슴이 자라느라 그런 것이니까 걱정 안 해도 돼. 그러다 고등학생이 되면 가슴은 거의 다 자라지."

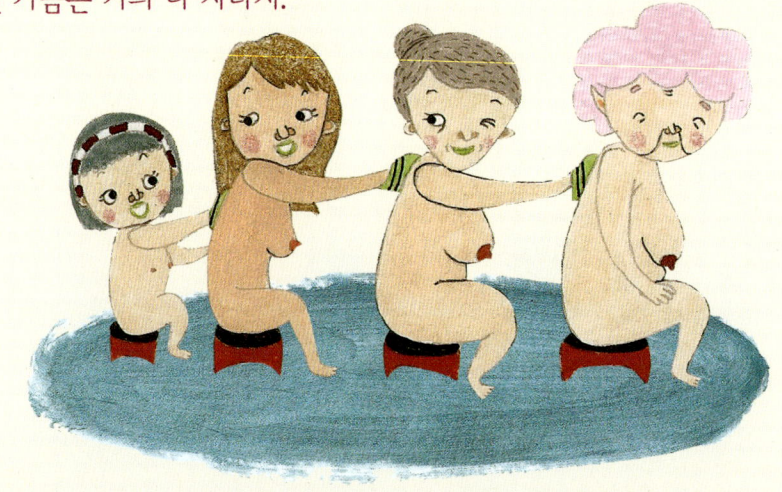

복숭아 할머니는 자세하게 설명해 주었다.

"어? 이상하다! 우리 사촌 언니는 중학생인데도 가슴이 없는 것 같던데?"

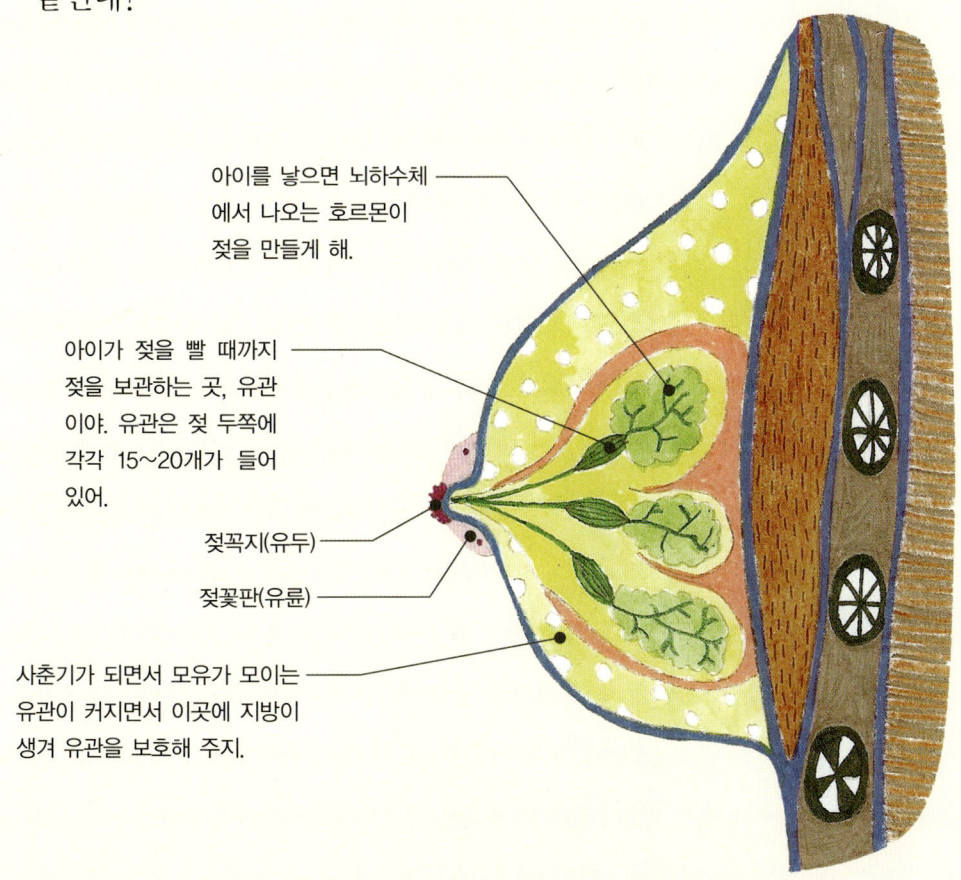

아이를 낳으면 뇌하수체에서 나오는 호르몬이 젖을 만들게 해.

아이가 젖을 빨 때까지 젖을 보관하는 곳, 유관이야. 유관은 젖 두쪽에 각각 15~20개가 들어 있어.

젖꼭지(유두)

젖꽃판(유륜)

사춘기가 되면서 모유가 모이는 유관이 커지면서 이곳에 지방이 생겨 유관을 보호해 주지.

"이상할 것 없어. 사람에 따라 가슴이 자라는 속도나 시기는 조금씩 차이가 있으니까. 가슴은 우리 여자들한테 아주 소중한 것이란다. 사춘기가 지나 어른이 되고 결혼을 한 뒤 아이를 갖게 되면 가슴에서 젖을 만들어 낸단다.

아이를 낳으면 아이는 엄마 가슴에서 나오는 젖을 먹고 무럭무럭 자라지. 더욱이 아이를 낳고 2~3일 동안 나오는 젖을 초유라고 하는데, 그 초유에는 아이가 튼튼하게 자랄 수 있는 영양분이 가득 들어 있어. 초유는 아이한테 꼭 먹이는 것이 좋단다.

엄마 젖은 갓난아이한테 가장 좋은 음식이야. 젖에는 아이가 건강하게 자랄 수 있게 하는 영양소가 골고루 들어 있거든.

젖은 사춘기 때는 여자가 되었다는 것을 상징해 주지만, 결혼을 하고 아이를 낳았을 때는 소중한 아이를 키워 준단다.

얼마나 신비롭냐? 여자의 젖은 소중한 생명을 자라게 하는 아주 신비한 구실을 하니 말이야."

"아! 그렇구나."

예민이가 고개를 끄덕였다.

"가슴이 자라는 시기에 그렇게 가슴을 꽁꽁 묶어 두는 것은 몸에 안 좋고 가슴도 안 예쁘게 자라. 자기 가슴에 잘 맞는 브래지어를 해야지."

할머니가 손가락으로 '딱' 소리를 냈다. 그러자 할머니 손에 여러 가지 브래지어가 걸려 있었다.

"자기 가슴 크기에 맞는 브래지어를 골라서 입으면 옷 맵시도 나고, 편할 텐데 뭐 하러 힘들게 그런 붕대로 친친 동여매고 있누?"

나한테 꼭 맞는 브래지어 고르기

브래지어는 가슴 컵의 크기와 가슴둘레에 따라 여러 가지 크기가 있어. 자기의 가슴 크기를 잰 다음 그것에 맞는 브래지어를 고르면 돼. 가슴을 감싸는 컵의 크기는 에이(A), 비(B), 씨(C)로 나뉘는데, 에이(A)컵보다 비(B)컵이 크고, 비(B)컵보다 씨(C)컵이 더 크단다.

내 가슴 크기 알아보기

첫째, 줄자로 유두를 지나는 가슴의 가장 불룩한 부분을 재.
　　　이것이 윗가슴 둘레가 되는 거야.
둘째, 젖가슴 바로 아래의 밑가슴 둘레를 재.
셋째, 밑가슴 둘레에 알맞은 브래지어를 골라.
　　　보통 75, 80, 85, 90, 95센티미터로 나뉘지.
넷째, 윗가슴 둘레와 밑가슴 둘레의 차이가 5센티미터에 가까우면
　　　에이에이(AA)컵, 7.5센티미터는 에이(A)컵, 10센티미터는
　　　비(B)컵, 12.5센티미터는 씨(C)컵의 브래지어를 입으면 돼.

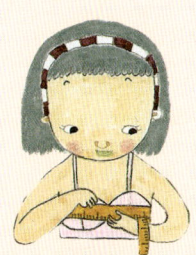
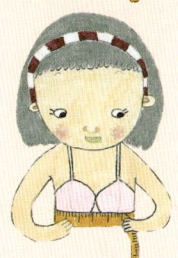

가슴에 몽우리가 조그맣게 생겼을 때는 브라 러닝을 입는 게 좋아. 브라 러닝은 러닝에 폭신한 패드가 달려 있어. 젖가슴이 자랐지만 아직 브래지어를 하기에는 좀 작다 싶으면, 밑가슴 둘레 쪽에 밴드로 되어 있어 편안한 스포츠 브라를 입는 게 좋지.

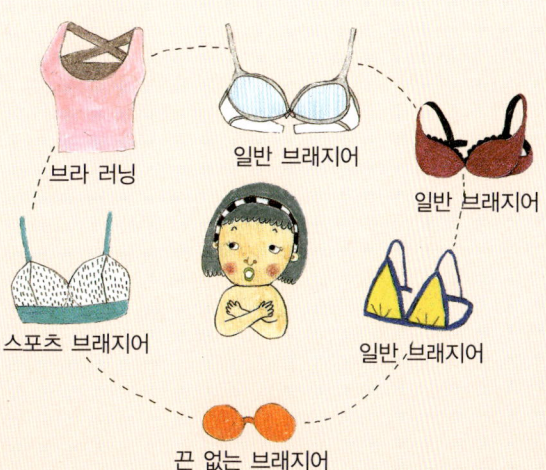

"그럼, 저는 이걸로 하면 되겠네요?"

예민이는 스포츠 브라 하나를 골랐다.

"할머니!"

예민이가 브래지어를 받아 들고 다시 고개를 들어 할머니를 불렀다. 하지만 할머니는 벌써 사라지고 없었다.

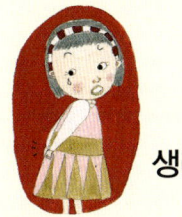 생리

우리 누나 죽는 거예요?

다음 날 아침 예민이는 열네 살이 되었고, 강민이는 열세 살이 되었다. 예민이랑 강민이가 아침을 먹으려고 부엌으로 갔더니 냉장고에 메모지가 붙어 있었다.

'엄마, 회의하러 갔다 올게. 오늘 좀 늦을 거야. 밥 잘 차려 먹고 먼저 자고 있어.'

예민이와 강민이는 키가 쑥 자라 있었다. 하지만 엄마와 아빠는 아직 예민이와 강민이한테 어떤 변화가 있는지 알지 못했다. 엄마는 마감 때문에 바쁘고, 아빠는 늦게 들어왔다가 아침에 일찍 출근해서 얼굴 보기가 힘들었으니까.

예민이와 강민이는 친구들을 만날 수도 없어서 무척 심심했다. 그래서 둘은 복숭아 할머니 집에 놀러 갔다.

"할머니, 할머니!"

예민이는 큰 소리로 할머니를 불렀다.

"웬일들이냐?"

할머니는 아가씨 모습으로 커다란 나뭇가지에 앉아 예민이와 강민이를 내려다보고 있었다.

"와! 그렇게 높은 곳에 어떻게 올라갔어요? 날아서 올라갔어요? 아니면 나무를 탄 거예요?"

강민이가 물었다. 복숭아 할머니는 아무런 대답도 않고 나무 위에서 사라졌다. 그리고 조금 뒤에 예민이와 강민이의 눈앞에 웃으며 나타났다.

"이렇게 올라갔지!"

아가씨 모습을 하고 있는 복숭아 할머니는 참 예쁘게 웃으며 말했다.

"와!"

예민이와 강민이는 입을 떡 벌렸다.

"우리한테도 그거 알려 주면 안 돼요?"

강민이가 졸랐다.

"안 돼! 이젠 별걸 다 알려 달라고 하네! 내가 우리 요술 나라에서 쫓겨나는 걸 보고 싶은 게냐?"

복숭아 할머니는 마당에 쌓인 나뭇잎을 쓸었다. 할머니 옆에는 길게 늘어진 그네가 흔들거렸다.

"우아, 그네다!"

예민이와 강민이는 신이 나서 달려갔다. 서로 먼저 타겠다고 옥신각신 난리가 났다.

"내가 먼저 줄 잡았잖아!"

강민이가 우겼다.

"야, 내가 누나잖아. 찬물도 위아래가 있는 거야. 괜히 내가 누나인 줄 알아?"

예민이가 강민이를 밀쳤다. 예민이는 엉덩이를 그네로 쏙 밀어 넣었다.

"헤헤! 나 먼저 탈 테니 넌 그네 좀 밀어. 잘 밀면 조금만 타고 너한테 줄게."

예민이는 줄을 꽉 잡고 말했다. 강민이는 그제야 먼저 타는 것을 포기하고 예민이 뒤로 가서 그네를 힘차게 밀었다.

"나쁜 누나!"

"너 그네 안 타고 싶구나!"

예민이가 얄밉게 말했다. 강민이는 화가 나는 것을 꾹 참고 그네를 밀었다.

"와! 재미있다. 내가 하늘을 나는 것 같아. 바람도 정말 시원하고 여기가 천국 같다."

예민이는 좋아서 혼자 떠들어 댔다.

"이제 그만 타고 내려 와!"

예민이는 강민이의 말을 못 들은 체하고 신 나게 콧노래를 부르며 눈까지 감아버렸다.

"누나아앙!"

강민이는 콧소리를 섞어 애교스럽게 말했다.

"야! 징그럽다. 내려갈 테니 그만 밀어."

예민이는 발로 땅을 긁으며 그네를 세웠다. 예민이가 그네에서 일어섰다. 강민이는 입이 찢어져라 웃으며 그네의 줄을 잡았다.

"어! 피다. 그네에 피가 묻었어."

강민이가 소리쳤다. 가만 보니 예민이의 엉덩이에도 피가 묻어 있었다. 예민이는 금방 눈물을 글썽거렸다.

"으악! 어떡해. 나 어디 많이 아픈가 봐!"

예민이는 자기 이마를 짚어 보았다.

"열도 나는 것 같아."

예민이가 눈물 한 방울을 뚝 흘렸다.

"안 돼! 누나 죽으면 안 돼."

강민이는 땅에 주저앉아 엉엉 울었다.

"에휴! 덩치만 커서, 쯧쯧!"

복숭아 할머니는 대수롭지 않다는 얼굴로 다가와서 예민이의 손을 잡고 집 안으로 들어갔다.

"생리한다고 죽지 않으니 걱정 마라!"

"생리라고요?"

예민이는 그제야 학교에서 선생님께 배운 게 생각났다.

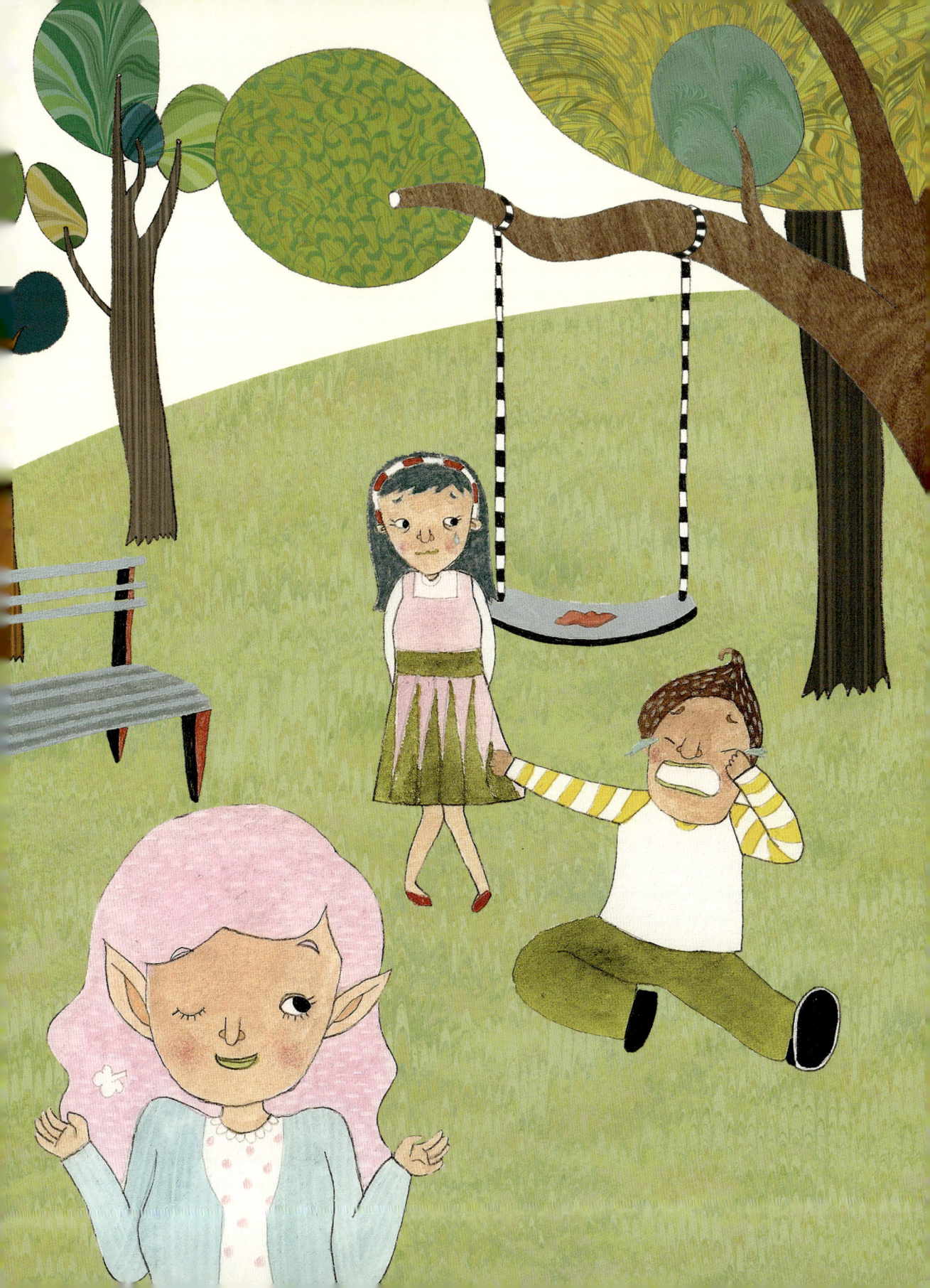

태아가 자라는 성스러운 방, 자궁!

여자 배에는 자궁이 있어. 자궁은 태아가 자라는 방이야. 사춘기가 되면 자궁은 태아를 자라게 할 준비를 하지. 자궁의 양 옆에는 난소라는 것이 있어. 이곳에는 수많은 난자가 들어 있어. 난자는 여자들이 만들어 내는 아기씨야. 여자가 만들어 낸 난자와 남자가 만들어 낸 정자가 만나서 수정을 하면 아기가 생겨나지. 난소는 한 달에 한 번씩 난자를 키워서 난관(나팔관)을 통해 내보내. 이것을 배란이라고 해.

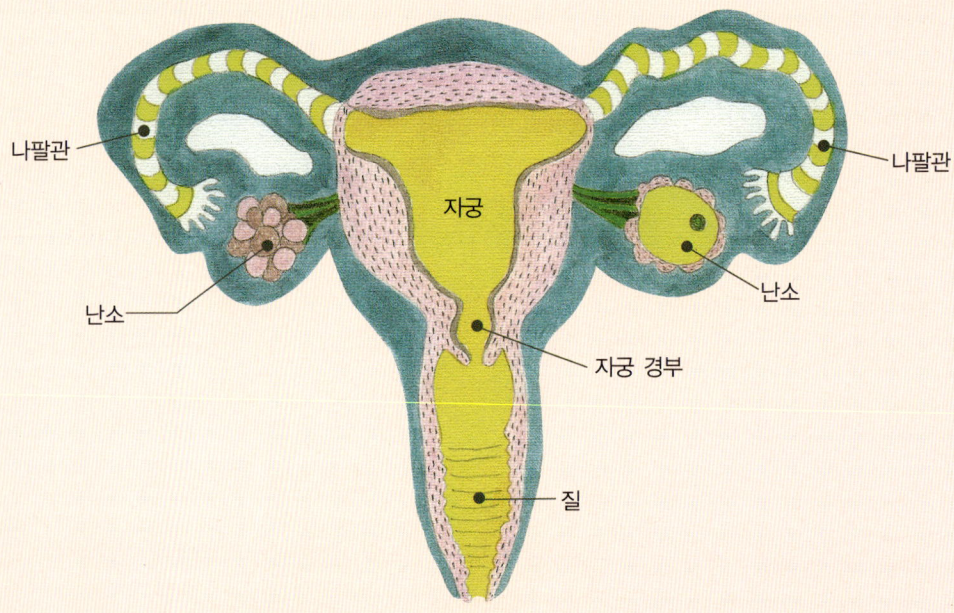

생리는 왜 하는 거예요?

생리를 하는 것은 아기를 가질 준비가 잘 되어가고 있다는 증거야. 달마다 난자가 수정될 것에 대비해서 자궁은 안쪽 벽에 많은 피를 모아 두어. 아기를 자라게 하려면 많은 영양분이 필요하니까. 그래서 피를 잔뜩 머금은 자궁 안

쪽 벽은 점점 두꺼워져. 하지만 아기씨가 수정되지 않고 그대로 밖으로 나오면 자궁에 모아 두었던 피가 필요 없어. 그러면 피를 모아 두었던 내막이 허물어져서 피와 함께 질을 통해서 몸 밖으로 나와. 한 달에 한 번씩 말이야. 이것이 바로 생리야. 달거리 또는 월경이라고도 하지. 생리는 태아한테 줄 영양분을 모았다가 임신이 안 되어 필요 없어져서 밖으로 내보내는 것이란다.

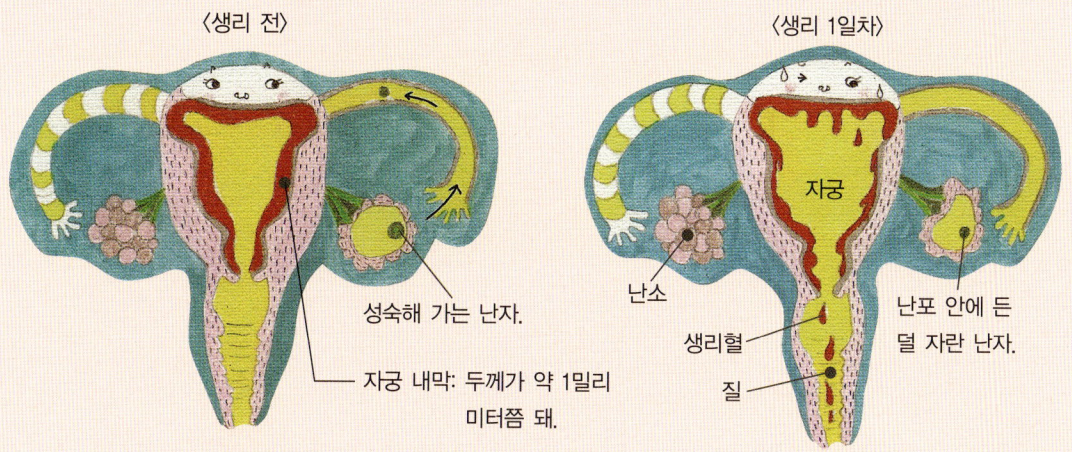

낯설고도 반가운 초경!

사춘기가 되고 처음 생리를 하는 것을 초경이라고 해. 초경은 열한 살에서 열여섯 살 사이에 하지. 초경을 하면 진짜 여자가 되었다는 것을 축하하려고 잔치를 여는 집도 있어. 초경은 틀림없이 축하할 일이지. 초경은 아직 자궁이 성숙하지 않아서 생리 양이 적어. 첫날에는 한두 방울의 핏자국으로 시작할 수도 있고, 양이 조금 많을 수도 있어. 피의 빛깔이 검붉을 수도 있지. 또한 초경 시작은 사람마다 차이가 있으니 친구들보다 빠르거나 늦다고 걱정하지 마. 씩씩하고 튼튼하게 놀고 먹다 보면 자연스럽게 어른으로 자라는 거야.

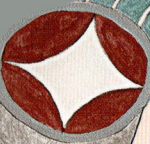

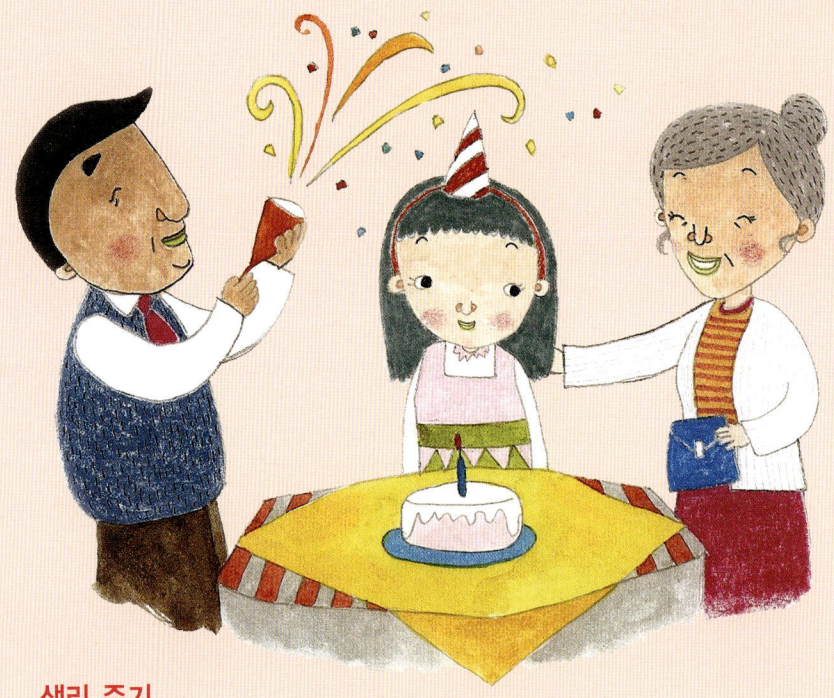

생리 주기

생리는 보통 한 달에 한 번씩 해. 하지만 사람마다 조금씩 생리 주기가 달라. 생리 주기는 생리를 시작한 날부터 다음 생리를 시작한 날을 세어 보면 알 수 있어. 5월 5일에 생리를 시작했고, 6월 4일에 또 생리를 시작했다면 생리 주기가 29일인 셈이야. 하지만 청소년기는 성장하는 과정이라서 생리 주기가 들쑥날쑥 불규칙하기도 해. 그러니까 생리 때쯤 되면 미리 생리대를 챙기는 게 좋아.

초경을 한 다음 여섯 달 동안 생리가 없기도 하고, 시작한 지 한 달도 안 돼 두 번째 생리가 찾아올 때도 있어. 아직 자궁이 완전히 안 자라서 그런 것이니 너무 걱정하지 마.

"그럼 우리 누나 죽는 거 아니에요?"

강민이가 복숭아 할머니한테 물었다. 강민이의 얼굴은 온통 눈물 콧물 먼지가 뒤범벅이 되어 아주 볼만했다.

"그래, 안 죽어. 하지만 누나가 좀 예민하게 굴어도 이해해 주렴."

"왜요?"

강민이가 물었다.

"생리를 할 때는 자궁의 근육이 수축하기 때문에 통증이 생기기도 하거든. 그것을 생리통이라고 하지. 심한 사람은 거의 기절할 만큼 아프기도 하고,

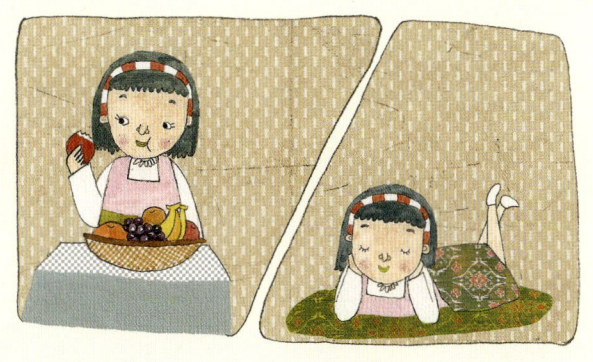

다행히 생리통을 못 느끼는 사람도 있어. 허리가 아픈 사람, 두통이 생기는 사람, 가슴이 커지는 사람같이 사람마다 나타나는 증상도 달라. 생리통이 너무 심하면 병원에 가 보는 게 좋아. 조금 불편한 느낌이 나는 통증은 거의 모든 사람들한테 있는 거니까 내가 알려주는 방법을 써 봐. 먼저 생리를 할 때는 몸을 따뜻하게 해 주는 게 가장 좋아. 몸을 차게 하면 생리통이 더 심해지거든. 비타민 씨(C)가 많이 들어 있는 과일을 먹고 배를 따뜻하게 해 줘. 또 엎드려 눕거나 따뜻한 물을 마시는 것도 도움이 되지. 그리고 무엇보다 마음을 편하게 먹어야 해."

"와! 여자들은 정말 귀찮겠다."

강민이는 복숭아 할머니의 말을 끝까지 듣더니 고개를 절레절레 흔들었다.

"그러니까 누나가 예민해져 있을 때는 배려를 해 줘야겠지?"

복숭아 할머니가 강민이의 머리를 쓰다듬으며 말했다.

"네!"

강민이는 어느 때보다 씩씩하게 대답했다.

"예민아! 화장실에 가서 씻고 이 옷으로 갈아입어. 화장실 선반에 여러 가지 생리대가 있으니까 잘 골라서 써."

할머니가 옷을 내밀며 말했다.

"어떤 종류로 해야 하는데요?"

예민이가 얼굴을 붉히며 물었다.

생리대는 종류가 많아. 일회용 생리대와 천 생리대가 있어. 일회용 생리대는 몸을 많이 움직일 때 쓰는 날개형과 날개가 없는 일반형이 있어. 또 생리 양에 따라 작은 것, 보통 크기, 큰 것을 골라 쓰면 되고, 밤에 잘 때는 큰 생리대나 길이가 긴 생리대가 적당해.

천 생리대는 말 그대로 천으로 만든 생리대야. 한 번 쓰고 나면 다시 깨끗이 빨아서 쓸 수 있어. 옛날 우리 조상들은 천 생리대를 썼지. 천 생리대는 한 번 쓰고 나면 일일이 다시 빨아서 써야 하는 번거로움은 있지만 자연 소재라서 몸에 해롭지 않아.

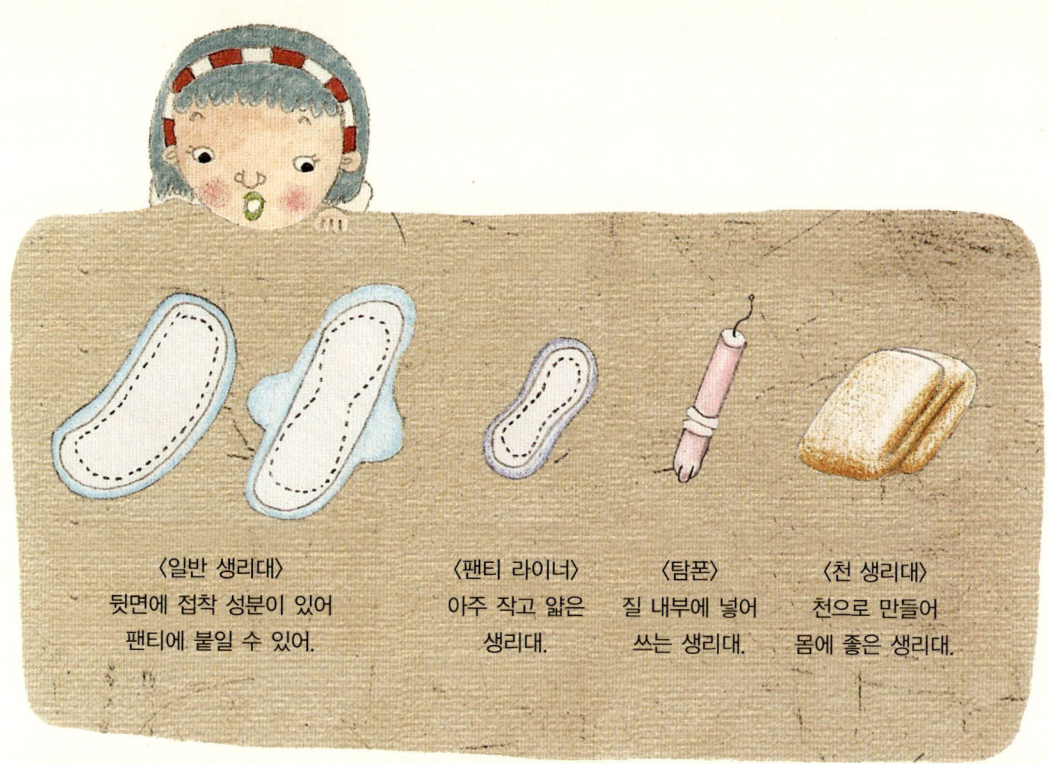

〈일반 생리대〉
뒷면에 접착 성분이 있어
팬티에 붙일 수 있어.

〈팬티 라이너〉
아주 작고 얇은
생리대.

〈탐폰〉
질 내부에 넣어
쓰는 생리대.

〈천 생리대〉
천으로 만들어
몸에 좋은 생리대.

　천 생리대가 몸에 왜 좋은지 알아?

　일회용 생리대의 화학 성분은 몸에 해롭고 환경에도 안 좋아. 일회용 생리대를 하얗게 하는 염소 성분은 환경호르몬인 다이옥신을 나오게 하는데 이 다이옥신은 생태계를 파괴해. 하지만 천 생리대는 몸에도 좋고 생태계도 파괴하지 않아.

　일회용 생리대는 땅에 묻어도 쉽게 안 썩기 때문에 수십 년이 지나도 땅속에 그대로 있어. 그래서 환경을 파괴하지. 하지만 천 생리대는 그런 걱정이 없어.

　요즘 천 생리대로 대안 생리대가 나오고 있어. 대안 생리대는 천연 생리대로 순면 패드, 유기농 솜 탐폰, 천연 스펀지가 있어. 한살림이나 생활협동조합에 가면 대안 생리대를 살 수 있어.

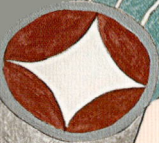

쓴 생리대 잘 버리기

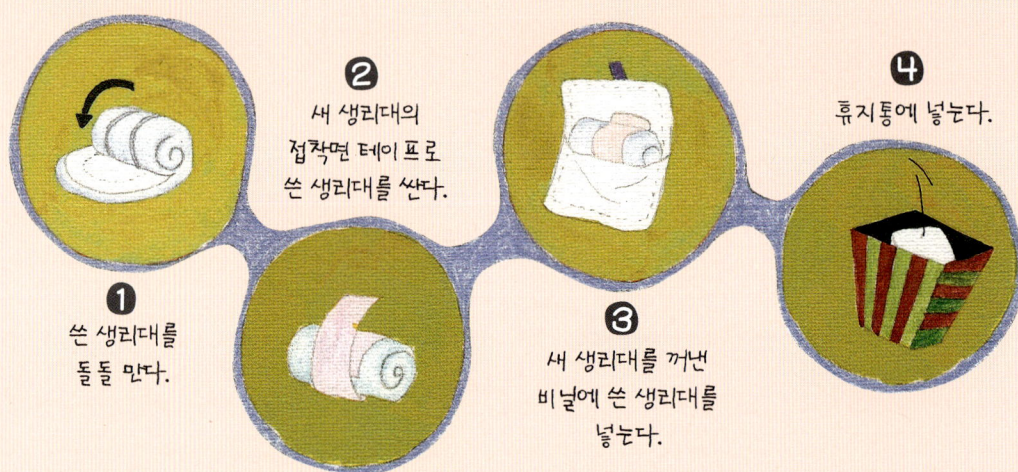

① 쓴 생리대를 돌돌 만다.
② 새 생리대의 접착면 테이프로 쓴 생리대를 싼다.
③ 새 생리대를 꺼낸 비닐에 쓴 생리대를 넣는다.
④ 휴지통에 넣는다.

"쓴 생리대는 돌돌 말아서 휴지나 생리대 포장지에 잘 싸서 휴지통에 버려야 해. 숙녀라면 뒤처리를 깔끔하게 할 줄 알아야지. 생리를 할 때는 물로 씻어 주거나 생리대를 갈 때마다 종이 물수건으로 닦아 주면 한결 깔끔하지. 또 생리를 할 때는 진한 빛깔의 옷을 입는 게 좋아.
혹시 옷에 묻어도 티가 덜 나도록 말이야.
그리고 생리대는 되도록 자주 갈아 주는 게
좋아. 그래야 옷에 묻을 염려도 없고,
냄새가 나는 것도 줄일 수 있거든."

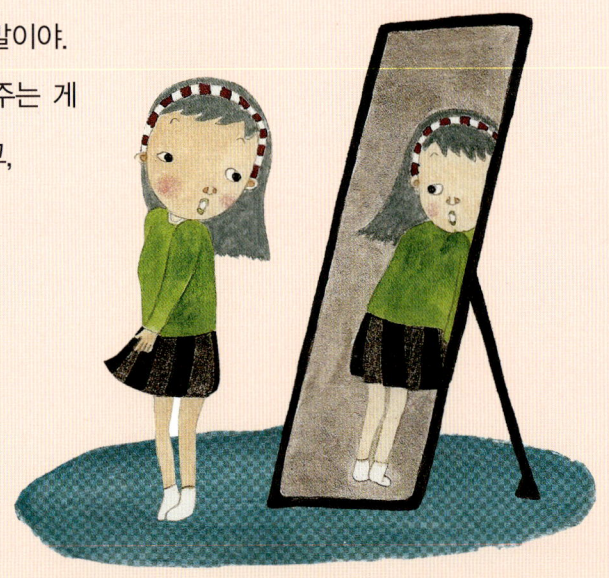

예민이는 복숭아 할머니의 말을 귀담아 들었다. 그리고 화장실에 들어갔다가 한참만에 나왔다. 예민이와 강민이는 집에 가려고 할머니한테 인사를 하고 자리에서 일어났다.

"예민아!"

복숭아 할머니가 따라왔다.

"부르셨어요?"

예민이와 강민이가 뒤를 돌아보았다.

"혹시 모르니 이 생리대를 가져 가렴. 생리를 할 때는 생리대를 챙겨 다니는 버릇을 들여야 해."

복숭아 할머니가 예민이한테 작은 주머니를 내밀었다.

예민이는 할머니한테 인사를 하고는 강민이와 함께 집으로 나란히 걸어갔다.

"너, 내가 죽는 게 그렇게 무섭냐?"

예민이가 웃으며 물었다.

"치! 그럼 누나가 아픈데 좋아할 동생이 어디 있냐?"

강민이는 엉엉 울었던 게 부끄러운지 성큼성큼 앞서 걸었다.

"와! 너 키 엄청 컸다. 며칠 전까지만 해도 나보다 훨씬 작았는데 말이야."

예민이가 뒤에서 소리쳤다. 그 옆으로 오토바이를 탄 태석이가 지나갔다. 태석은 자기가 방금 지나친 아이가 강민이라는 것은 생각도 못했다. 그만큼 강민이와 예민이는 훌쩍 커 있었다.

집으로 돌아온 강민이와 예민이는 마당에 있는 하양이와 장난을

쳤다. 하양이는 하얀 털이 가득한 자그마한 개였다.

'멍멍!'

하양이는 예민이와 강민이가 몰라보게 컸는데도 잘도 알아보고 꼬리를 흔들어대며 좋아했다.

"얘들아, 누군데 남의 집에 함부로 들어가지?"

대문에서 누군가 소리쳤다. 아빠였다.

"아빠! 오늘은 왜 이렇게 일찍 오셨어요?"

강민이가 돌아보며 말했다.

"지난 주말에 못 쉬어서 오늘은 일찍 퇴근했지. 근데, 뭐? 아빠라고? 내가?"

아빠는 황당해했다. 아빠는 눈을 비비고 두 남매를 다시 봤다.

"내가 집을 잘못 찾아왔나?"

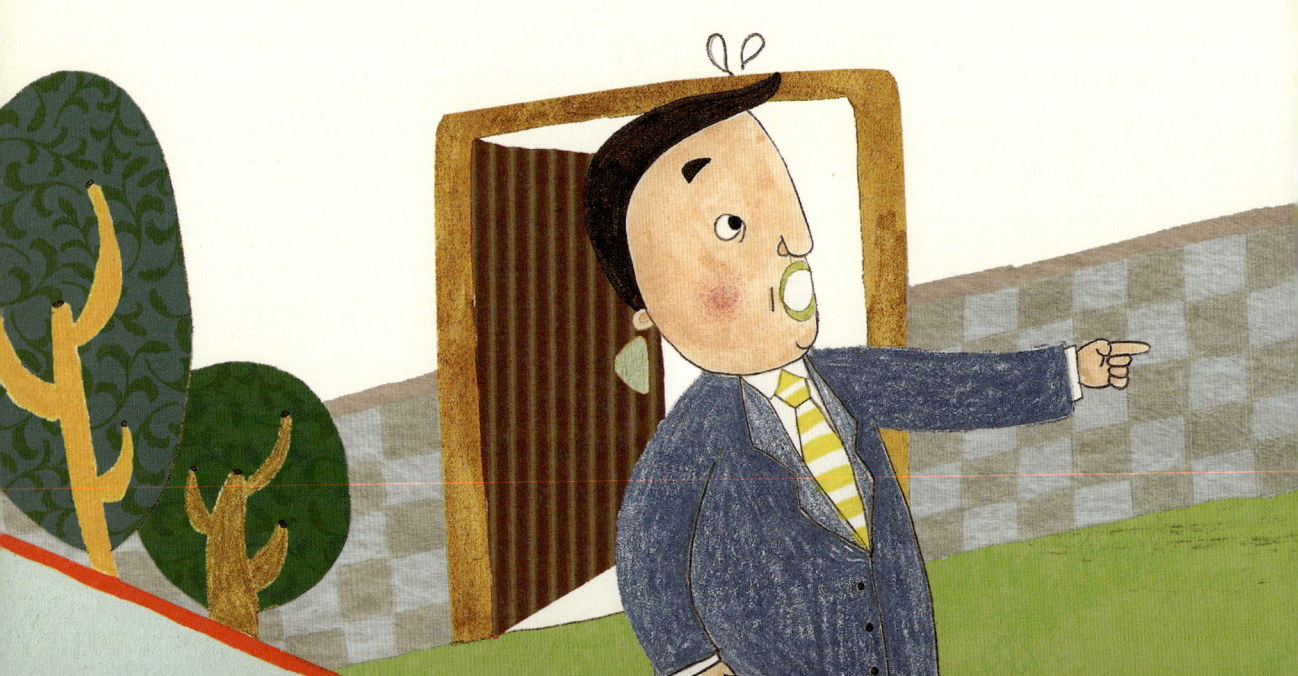

아빠는 대문 밖을 나가서 다시 확인하고 들어왔다.

"우리 집 맞는데?"

아빠는 가만히 서서 강민이와 예민이를 뚫어져라 바라보았다.

"내가 너희한테 정말 오랫동안 무심했구나. 회사 일을 핑계로 너희가 이렇게 자란 줄도 모르다니……."

아빠는 눈물을 글썽거렸다.

"대체 너희가 몇 살이 된 거지?"

아빠가 물었다.

"누나는 열네 살, 저는 열세 살이에요. 오늘은요."

"벌써?"

아빠가 손가락으로 나이를 꼽아보고 계셨다. 예민이는 어리둥절해하는 아빠한테 그동안 있었던 일을 이야기해 주었다.

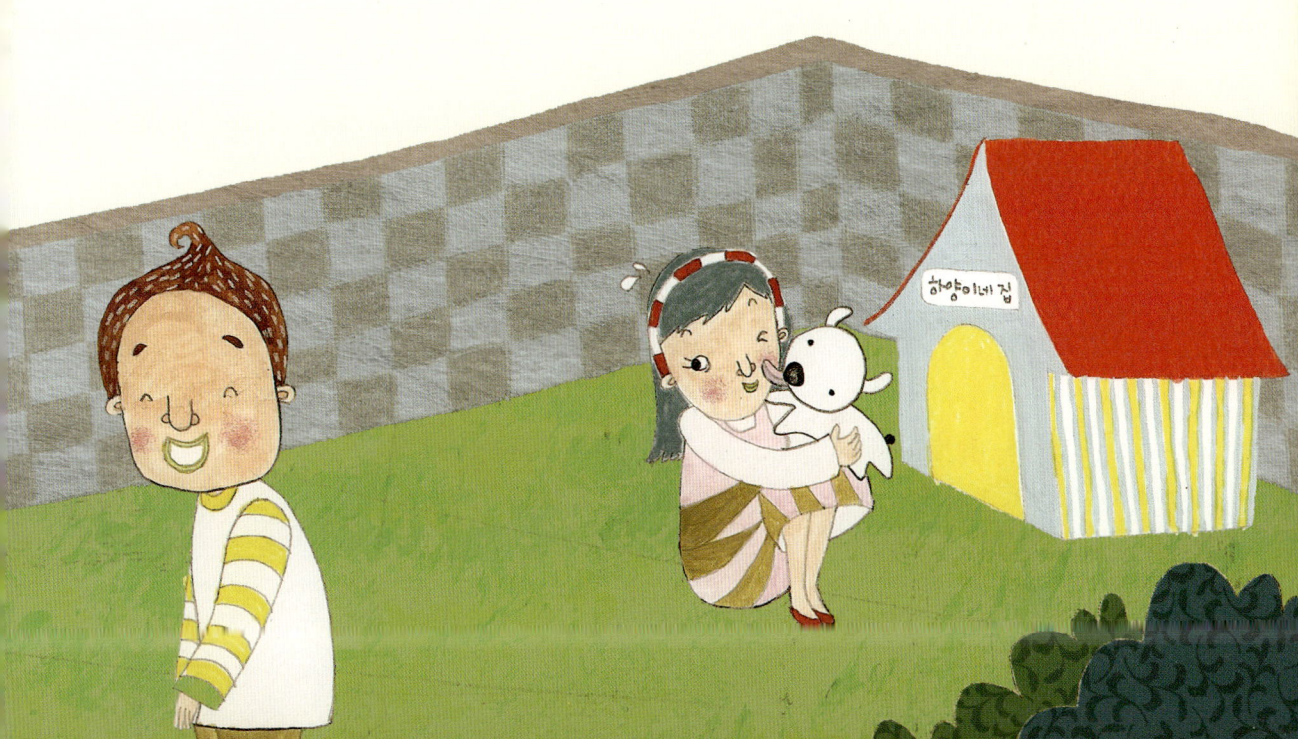

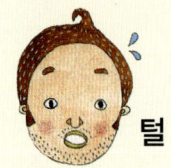 털

원숭이가 되려나 봐!

아빠는 남매의 이야기를 듣더니 화는 안 냈다. 다만 다시는 요술 할머니한테 그런 부탁을 하지 말라고 부탁했다. 몸은 자연스럽게 자라야 가장 건강하다고 말이다. 아빠는 그동안 두 남매한테 관심을 갖지 못한 것을 많이 반성했다.

며칠 뒤 강민이는 열여섯 살이 되었고, 예민이는 열일곱 살이 되었다. 아빠는 하루가 다르게 쑥쑥 자라는 예민이와 강민이가 마냥 신기했다.

"강민아! 아빠랑 목욕탕 가자."

일요일이라 아빠는 회사에 안 갔다. 엄마는 어제 늦게 들어와서 밀린 잠을 자는 모양이다. 강민이는 아빠랑 목욕탕에 가는 게 좋아서 그 커다란 덩치로 소파 위에 올라가서 폴짝폴짝 뛰었다.

"아빠, 음료수랑 맥반석으로 구운 달걀 사 줄 거죠?"

강민이의 목소리는 변성기(사춘기에 일어나는 생리 현상으로 목소리가 달라지는 시기)가 와서 어색한데 말투는 여전히 열한 살이었다.

"그래."

아빠는 강민이의 머리를 헝클이며 대답했다. 둘은 사이좋게 목욕탕에 갔다. 목욕탕에는 일요일이라서 사람이 정말 많았다.

"강민아! 어서 들어와."

아빠는 뜨거운 물이 있는 탕으로 들어갔다.

"아! 시원하다."

아빠는 눈을 지그시 감았다.

"앗! 뜨거워."

강민이는 발을 탕에 담갔다가 금세 뺐다. 그러고는 옆에서 얼마 전 영화에 나왔던 변신 로봇을 가지고 노는 아이를 부러운 눈으로 바라보았다.

"야! 그거 어디서 샀어?"

강민이가 물었다. 초등학교 2학년쯤 되어 보이는 남자 아이가 겁에 질린 얼굴로 조용히 일어나 아빠처럼 보이는 사람 옆으로 갔다.

"내가 무섭게 생겼나? 왜 도망을 가지? 난 깡패가 아닌데!"

강민이는 무심코 옆에 있는 거울을 보았다.

"으악!"

강민이는 그만 자기도 모르게 소리를 치고 말았다. 사람들이 놀라서 강민이를 바라보았다. 아빠도 강민이한테로 달려왔다.

"왜? 강민아, 무슨 일이야?"

아빠는 놀란 얼굴로 강민이를 살폈다.

"털이요. 고추 있는 데에 털이 났어요. 아마도 제가 원숭이가 되려나 봐요!"

강민이가 울상을 하며 말했다.

"하하하!"

아빠는 배꼽을 잡고 웃었다.

"아들이 원숭이가 되는 게 그렇게 웃겨요?"

강민이가 투덜거렸다.

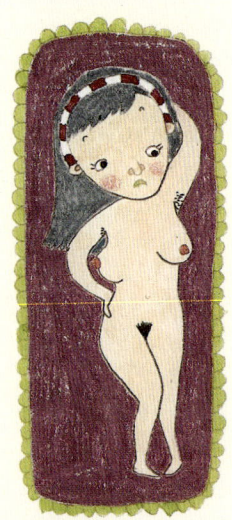

"내가 원숭이가 아닌데 우리 아들이 왜 원숭이가 되겠어? 넌 내 아들인데 말이야. 몸에 털이 나는 것은 자연스러운 일이고 네가 잘 자라고 있다는 뜻이지. 생식기 둘레에 나는 털을 음모라고 해. 남자든 여자든 거의 모든 사람들은 털이 생겨. 털은 아기 때부터 나는 게 아니라 사춘기에 자라기 시작해. 털은 남녀 모두 생식기와 겨드랑이에 나기 시작하고, 어른이 되어 갈수록 털이 두꺼워지고 많아져. 남자의 경우 수염도 점점 굵게 자라. 팔 다리에도 여자들보다 더 굵고 긴 털이 자라지."

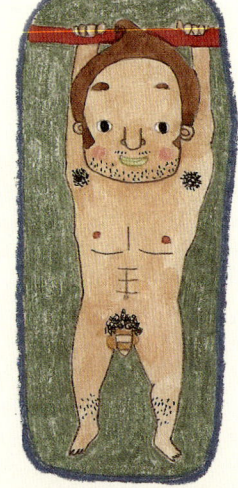

"그런데 털은 왜 나는 거예요?"

강민이가 물었다.

"그건 습하고 연약한 살을 보호하기 위해서야. 습하고 연약한 생식기 부분과 겨드랑이 밑에 털이 많이 자라서 살이 짓무르는 것을 막아 주지."

강민이는 아빠의 말을 듣고 나자 마음이 놓였다.

"안녕하세요?"

태석이는 아빠한테 인사를 했다. 강민이 아빠는 태권도장에 강민이를 데리러 갔다가 몇 번 태석이를 본 적이 있었다.

"형!"

강민이는 반가운 마음에 손을 흔들었다.

"누구?"

태석이는 어리둥절했다.

'아참! 내가 강민이라는 게 들통 나면 안 되지, 그러면 내가 영원히 어린이로 살게 된다고 했어.'

강민이는 아찔했다. 강민이가 난처해하자 아빠가 거들어 주었다.

"강민이 사촌형 우민이야. 서로 인사해라."

"안녕!"

강민이와 태석이는 어색하게 인사했다. 태석이는 처음 보는 아이와 벌거벗은 몸으로 인사를 나누고 서 있는 게 영 어색해서 금세 다른 곳으로 갔다.

"근데 어디서 본 아이 같단 말이야."

태석이는 '녹차탕'에 들어가 앉아 혼자서 중얼거렸다.

"아빠! 달걀 사 줘요. 네?"

멀리서 강민이 목소리가 들려왔다. 태석이는 그 소리를 듣고 고개를 돌렸다. 하지만 강민이는 안 보였다. 강민이는 아빠와 함께 탕을 나가고 없었다.

"어? 분명히 강민이 목소리였는데?"

태석이는 고개를 갸웃하고는 금세 잊어버렸다.

강민이는 무척 신이 났다. 얼굴도 보기 힘든 아빠랑 같이 목욕도 하고, 문방구에 가서 로봇도 샀다.

"아까 목욕탕에서 만난 남자 아이가 갖고 있는 것보다 이게 훨씬

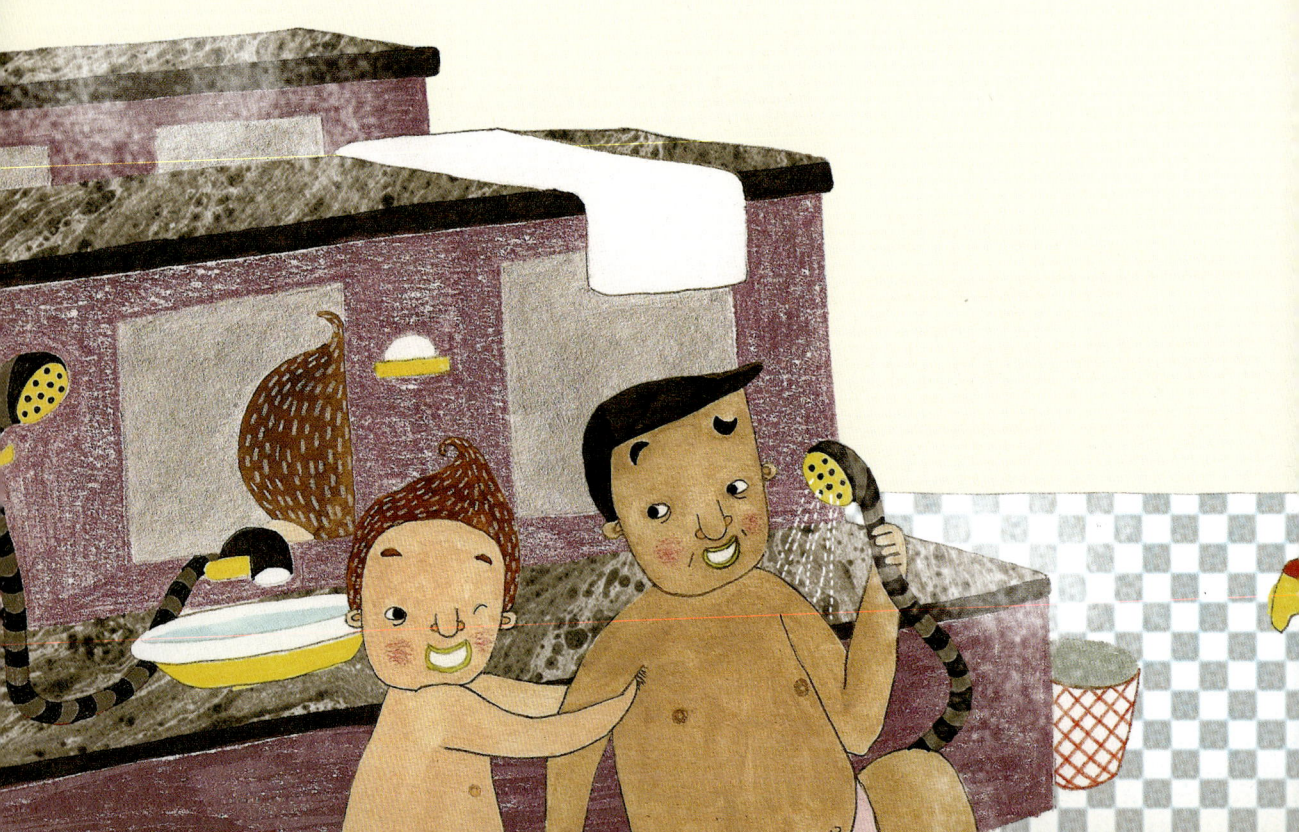

더 좋아요. 아빠, 다음에는 장난감 총 사 줘요. 다른 남자애들은 다 가지고 있는데, 엄마는 위험하다고 절대로 안 사 줘요. 근데 아빠는 나랑 같은 남자니까 제가 장난감 총이 얼마나 갖고 싶은지 알죠? 초등학교 일 학년짜리도 다 가지고 있단 말이에요."

강민이가 졸랐다.

"엄마가 안 된다고 한 걸 사 주면 아빠도 엄마한테 혼나는데, 어쨌든 좀 생각해 보자."

아빠는 강민이와 어깨동무를 했다. 강민이는 벌써 아빠만큼 자라 있었다. 엄마는 늦잠을 자고 일어나서 거실로 나왔다. 며칠 동안 바빠서 집안일에 신경을 못 썼더니 집안이 엉망이었다. 부엌에는 온갖 일회용 음식 포장지들과 설거지거리가 잔뜩 쌓여 있었다.

"어휴! 아주 내가 손을 안 대면 아무도 안 도와주지."

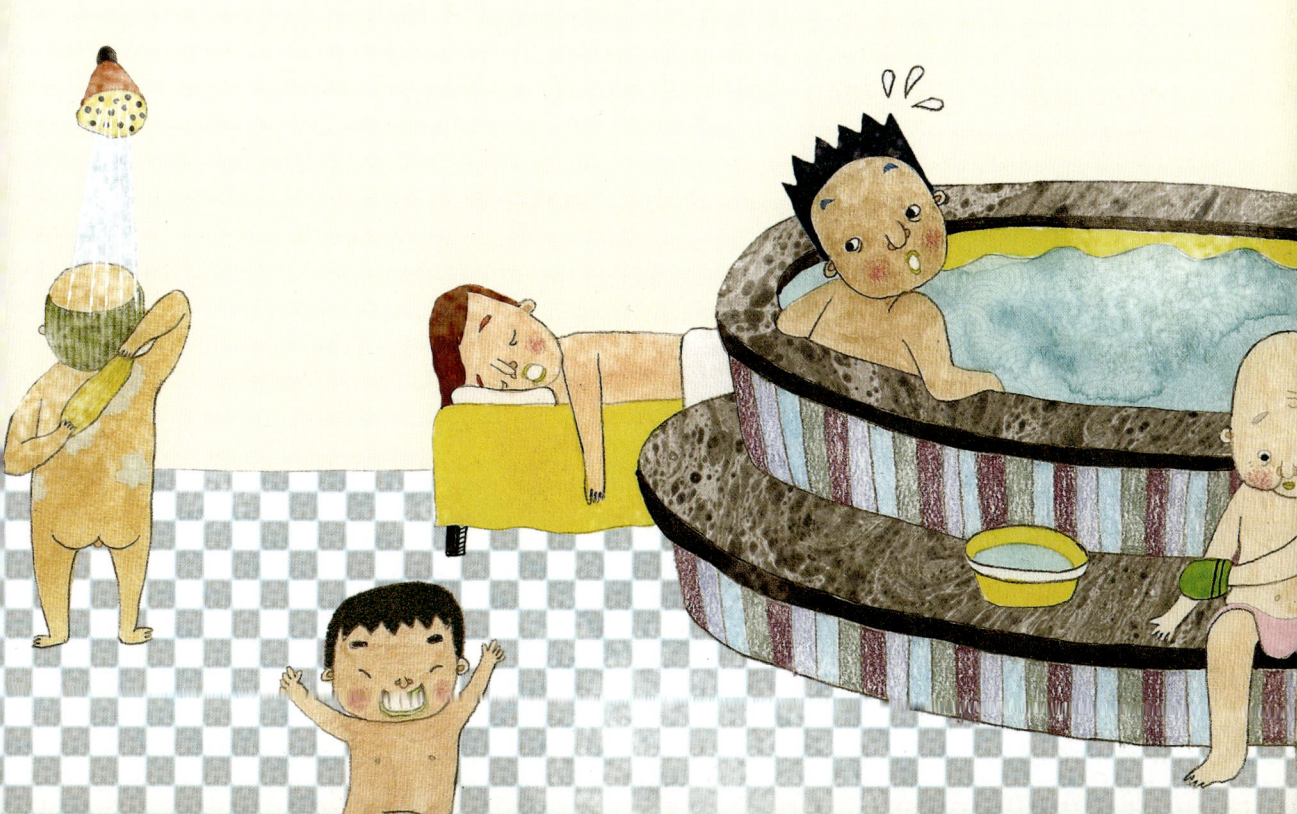

엄마는 고무장갑을 끼고 설거지를 시작했다. 설거지를 하고 나서 청소기를 들고 거실 청소도 했다.
"예민아! 일어나. 아직도 자는 거야? 엄마가 바쁘면 너라도 좀 도와줘야지. 이게 뭐야."
엄마는 청소를 하다 말고 예민이 방문을 활짝 열었다. 그리고 아직도 침대에 누워 있는 예민이한테 눈을 흘기고는 이불을 확 걷었다. 그런데 침대 위에는 낯선 고등학생이 누워 있었다. 엄마는 깜짝 놀랐다.
"어머! 넌 누구야?"
엄마의 말에 예민이는 눈을 비비며 일어나 앉았다.
"누구긴! 엄마 딸이지."
엄마는 청소기를 들고 그대로 멍하니 서 있었다.
"뭐? 내 딸이라고? 우리 예민이는 어디 갔어?"
그때 밖에서 초인종이 울렸다. 엄마는 먼저 문부터 열어 주었다.
"일어났네. 배고파 밥 먹자."
아빠가 뽀얗게 된 얼굴로 말했다. 아빠 뒤에는 여전히 좋아서 입이 귀에 걸린 강민이가 따라 들어왔다.
"저 학생은 누구야?"
엄마가 아빠한테 물었다.
"아! 저 아이?"
아빠는 그제야 아직도 아이들한테 일어난 일을 엄마가 모르고 있다는 것을 깨달았다.

"그게 말이야, 여보, 내가 차근차근 얘기해 줄 테니까 여기 좀 앉아 봐."

의자에 앉은 네 식구는 처음 보는 사람들처럼 어색했다. 아빠는 그동안 아이들한테 일어난 일을 엄마한테 이야기했다. 엄마는 뒷목을 잡고 화를 억눌렀다.

"우리가 일하느라 바쁘다는 핑계로 아이들한테 무심했잖아. 그러니 이번 일은 그냥 용서해 주자고. 사실, 아이들이 빠르게 커 가는 걸 보니 나도 신기하고 재미있기도 해."

아빠가 말했다.

"여보!"

엄마가 버럭 소리를 질렀다. 엄마는 한참 동안 말없이 앉아 있다가 입을 열었다.

"그렇게 어른이 되고 싶었어?"

엄마가 한숨을 쉬며 아이들한테 물었다.

"네."

예민이와 강민이가 기어들어가는 목소리로 말했다.

"어른이 되어 간다는 것은 해야 할 일도, 책임져야 할 일도 많아진다는 거야. 그러니 너희도 부쩍 자라난 몸에 어울리는 몸가짐을 해야지."

엄마가 마음을 가라앉히고 말했다.

"네."

예민이와 강민이는 자신 있었다.

"맞아요! 어른이면 이제 예쁜 옷도 입고, 높은 구두도 신고, 화장도 하고……."

예민이는 꿈에 부풀었다.

"네! 어른이 되면 이제 오토바이도 타고, 학교에도 안 가고, 숙제도 안 하고……."

강민이도 다시 들떴다.

"자기 방은 자기가 치우고, 엄마 아빠 일 돕고, 돈도 벌어야지."

엄마가 단호하게 말했다. 엄마의 말에 아이들은 아차 싶었다. 그날 예민이와 강민이는 엄마의 엄청난 심부름을 하느라 정말 많이 힘들었다.

"누나, 뭔가 이상하게 돌아가는 것 같지 않아?"

강민이가 이불 빨래를 하고 나서 소파에 축 늘어지며 말했다.

"몰라! 그래도 돈 벌어오라고 안 해서 다행이지."

예민이는 다림질을 하느라 정신이 없었다.

 몽정

아름다운 여신이 나타나다!

강민이는 축구공을 들고 집을 나섰다. 그런데 길에서 태석이 형을 만났다.

"어? 강민아, 어디 가?"

오토바이를 타고 가던 태석이 형이 강민이를 불렀다.

"축구하러 가던 길이야. 같이 갈래?"

강민이가 반갑게 말했다.

"아냐, 나 지금 화장실 가야 하니까 내 오토바이 좀 맡아 줘."

"알았어. 조금 타 봐도 돼?"

강민이가 몹시 타 보고 싶은 눈빛으로 말했다.

"좋아!"

태석이는 조금 망설이더니 알았다며 대충 대답하고는 눈앞에 보이는 상가 건물로 뛰어갔다.

"아자!"

강민이는 헬멧을 쓰고 오토바이에 올라탔다. 난생 처음 타 보는 오토바이였다.

"와! 오토바이 정말 멋지다."

갑자기 어디선가 그리스 신화에 나오는 듯한 아름다운 여신이 다가와 말을 걸었다.

"네 뒤에 타 봐도 돼?"

여신이 환하게 웃으며 물었다.

"네!"

강민이는 부끄러운 듯 대답하고 오토바이에 시동을 걸었다. 여신은 강민이 뒷자리에 앉아 강민이를 꼭 잡았다. 강민이는 심장이 두근거렸다. 그런데 갑자기 아빠의 목소리가 들려왔다.

"강민아! 어서 일어나. 이제 아침밥은 온 식구가 모두 함께 먹기로 했잖아."

"어? 꿈이었잖아!"

강민이는 침대에서 일어나 고개를 흔들었다. 아빠가 이불을 당기며 어서 일어나라고 했다.

"잠, 잠깐만요!"

강민이는 난처한 얼굴을 하고 이불을 꼭 끌어안았다.

"이 녀석이 아침부터 아빠랑 힘자랑 하자는 거야?"

아빠는 이불 뺏기 놀이처럼 이불을 힘껏 끌어당겼다.

"안 돼요! 창피하단 말이에요."

하지만 강민이는 아빠한테 이불을 빼앗기고 말았다.

"혹시, 너 이상한 꿈 꿨어?"

아빠가 장난스럽게 눈을 흘기며 물었다.

"어떻게 아셨어요?"

강민이가 깜짝 놀랐다.

"그랬더니 고추가 딱딱해지고 뭔가 흘러 나왔지?"

"우아! 아빠 귀신이다."

강민이는 입을 떡 벌렸다.

"창피해할 것 없어. 몽정은 남자라면 누구나 하는 거고 자연스러운 일이야. 네가 건강한 남자로 커 가고 있다는 뜻이기도 하고."

"몽정이요?"

"그래, 몽정은 잠을 자다가 정액이 저절로 나오는 것을 말해. 사춘기 때는 잠을 잘 때 자기도 모르게 성기를 조금만 건드려도 정액이 밖으로 나와.

정액 속에 있는 정자는 남자의 생식기인 고환에서 만들어져. 정자는 아기를 만드는 아주 중요한 구실을

아름다운 여신이 나타나다! 61

해. 남자의 몸에서 만들어진 정자는 여자의 몸에서 만들어진 난자와 만나서 태아가 되거든. 정자는 음경이 발기되어 딱딱해지면 정낭과 전립선에서 만들어진 정액과 섞여서 요도를 따라 밖으로 나와. 이렇게 정액이 몸 밖으로 나오는 것을 사정이라고 해. 한 번 사정할 때 나오는 정액 속에는 1~3억 마리나 되는 정자들이 들어 있어."

아빠의 말에 강민이는 입을 딱 벌렸다.
"우아! 진짜 많다. 참, 그런데요. 아무 때나 음경이 커지면서 딱딱해져서 불편해요. 누나나 엄마가 눈치챌까 봐 부끄럽기도 하고요."

"음경은 근육으로 되어 있는데, 음경을 만지거나 야한 생각을 하면 피가 음경으로 몰려서 커지고 단단해지지. 하지만 너처럼 아직 생식기가 완전하게 자라지 않았을 때는 아무 자극 없이도 커질 때가 있어. 그럴 때는 관심을 다른 데로 돌려 봐. 아빠는 그럴 때 구구단을 외웠지."

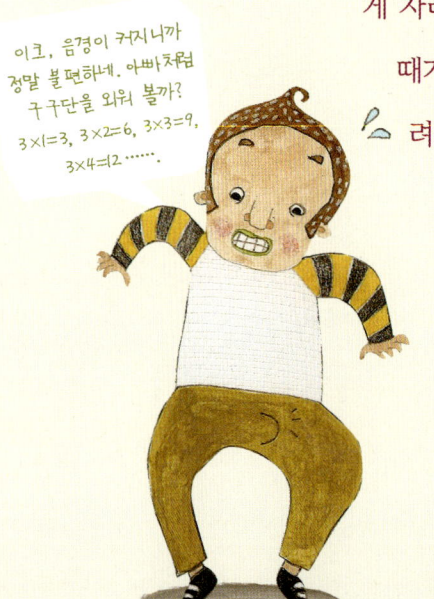

이크, 음경이 커지니까 정말 불편하네. 아빠처럼 구구단을 외워 볼까? 3×1=3, 3×2=6, 3×3=9, 3×4=12……

아빠가 웃으며 말했다.
"구구단이요? 하하하!"
강민이는 아빠의 어렸을 적 모습을 상상하며 웃었다.
"와! 우리 강민이와 이런 이야

기를 하다니 정말 시간이 빠르네."
아빠는 강민이 머리를 헝클이며 말했다.

"그런데요, 내 음경은 다른 아이들보다 좀 작은 것 같아요."
"걱정 마. 음경과 음낭은 어른이 되면서 점점 커지는데, 사람마다 자라는 속도가 달라. 그리고 어른이 된 뒤에도 평소에는 2센티미터쯤, 커졌을 때는 5센티미터쯤만 되어도 정상이야."

"그럼 나도 자로 재어 볼까?"
강민이가 장난스럽게 웃으며 말했다.
"뭘 재어 본다는 거야?"
엄마가 느닷없이 방문을 열고 들어와서 물었다. 강민이는 아빠가 들고 있던 이불을 확 당겨서 덮었다.
"엄마, 내 방에 들어올 때는 노크 좀 해. 깜짝 놀랐잖아!"
강민이가 인상을 쓰며 말했다.
"얼마 전까지 엄마랑 목욕탕도 같이 갔으면서 부끄러울 게 뭐가 있어?"
엄마가 말했다.
"강민이도 오늘은 열일곱 살이잖아. 이제는 당신도 아이들 방에 들어올 때는 노크 좀 해."
"알았어요. 어쨌든 삼 초 안에 안 나오면 오늘 아침밥은 없는 줄

아세요. 오늘 아침은 살살 녹는 갈비찜이에요."

엄마는 말을 마치고 부엌으로 갔다. 강민이와 아빠도 후닥닥 엄마를 따라 부엌으로 갔다. 아빠의 출근 시간 덕분에 좀 이르게 밥을 먹었지만 온 식구가 함께 모여서 밥을 먹으니까 더 맛있었다.

강민이는 아침을 먹자마자 아빠 옷장에서 가장 나이 들어 보이는 옷을 골라 입었다. 밤빛 줄무늬 남방에 연한 잿빛 면바지를 입었다. 그러고는 태석이네 집으로 달려갔다.

'딩동!'

강민이는 떨리는 마음으로 벨을 눌렀다.

"누구세요?"

태석이가 대문을 열고 밖으로 나왔다. 마침 나가려던 참이었는지 손에는 헬멧이 들려 있었다.

"아, 저, 기억나세요? 강민이 사촌 형인데요."

"아! 목욕탕에서 만났던?"

태석이는 우민이를 기억했다.

"그런데 어쩐 일이세요?"

"아, 그러니까 그게, 저는 좀 어려보이기는 하지만 스무 살이거든요. 태석이 형하고 동갑이에요."

"태석이 형? 동갑이면 친구지, 형은 무슨! 우리 동갑인데 서로 말 놓자."

태석이 웃으며 말했다. 그러자 강민의 얼굴이 붉어지며 땀이 송글송글 맺혔다.

"아, 그렇지! 나 부탁이 하나 있어. 난 나중에 디자이너가 될 거야. 오토바이 디자이너 말이야. 그런데 엄마가 위험하다고 못 타게 해서 아직 한 번도 오토바이를 타 본 적이 없거든. 그래도 오토바이 디자이너가 되고 싶은데 오토바이를 한 번도 못 타 봤다는 건 좀 말이 안 되잖아. 그래서 말인데 뒷자리에라도 좋으니까 한 번만 태워 줬으면 해서. 안 될까?"

강민이는 쩔쩔매면서도 끝까지 말을 다했다.

"좋아!"

태석이는 흔쾌히 승낙을 했다. 그러더니 집으로 들어가 헬멧을 하나 더 가지고 나와서 강민이한테 건네 주었다.

"어서 타. 요 앞 공원에서 친구를 만나기로 했는데 거기까지 태워 주면 되지?"

"야호!"

강민이는 좋아서 폴짝폴짝 뛰었다. 태석이와 강민이를 태운 오토바이는 바람을 쌩쌩 가르며 달렸다. 옷자락이 팔락거리는 소리가 마치 하늘을 나는 새들의 날갯짓 소리처럼 힘차게 들려왔다. 강민이는 눈을 감아 보았다. 이대로 세계 여행이라도 떠나고 싶은 마음이었다.

"와! 신 난다. 태석이 형이 최고야!"

강민이가 소리쳤다.

"너 왜 자꾸 나한테 형이라고 하냐? 강민이처럼!"

태석이가 이상하다는 듯이 물었다.

"아! 난 정말 기분이 좋으면 아무한테나 형이라고 하는 버릇이 있어. 하하하!"

강민이는 신이 나서 웃음이 절로 나왔다. 그 사이 오토바이는 어느새 공원에 다다랐다. 짧은 시간이었지만 강민이는 날아갈 듯 즐거웠다.

"조심히 가. 나중에 또 보자."

태석이는 강민이한테 헬멧을 받아들고 말했다.

"그래, 형. 태권도장에서 보자. 정말 고마웠어."

강민이는 오토바이를 탔던 흥분이 가라앉지 않아서 그만 자기가 쑥 자라 있다는 것을 깜빡했다. 그러고는 손을 흔들며 집을 향해 걸어갔다.

"저 녀석 이상한데? 강민이를 늘려 놓은 것 같잖아."

태석이는 곰곰이 생각하더니 소리쳤다.

"강민아!"

"왜?"

강민이가 돌아서서 대답했다. 태석이는 의심에 찬 눈초리로 강민이를 보았다. 그제야 강민이는 제정신이 들었다.

"너, 강민이야?"

태석이가 다가서며 물었다.

"아니야! 난 우민이야."

강민이는 영원히 어린이로 살까 봐 겁이 나서 그렇게 말하고는 집 쪽으로 힘껏 달렸다.

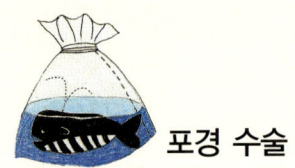 포경 수술

고래 잡으러 가는 주현이

강민이는 태석이를 만나고 나서부터 안절부절못했다. 이제 꼼짝없이 평생 어린이로 살아가야 하는 건 아닌지 걱정이 되었다. 그때 등 뒤에서 강민이를 부르는 소리가 들렸다.

"강민아, 강민아!"

주현이가 강민이네 집으로 달려왔다. 강민이는 주현이가 무척 반가웠다. 학교에서 사고뭉치 단짝 친구인데 방학이 되어 한동안 못 봤기 때문이다. 하지만 주현이는 강민이를 알아보지 못하고 강민이네 집 대문을 '쾅쾅' 두드렸다.

"강민아! 문 좀 열어 줘. 빨리 나 좀 숨겨 줘."

주현이는 눈물까지 글썽거리고 있었다.

"무슨 일이야?"

강민이가 물었다.

"형은 누구세요?"

주현이가 물끄러미 바라보며 물었다.

"나? 강민이 사촌형 우민이야. 그런데 무슨 일이야?"

강민이가 제법 어른스럽게 물었다.

"저 좀 숨겨 주면 말할게요. 빨리요!"

주현이가 다급하게 말하는 바람에 강민이는 주머니에 있던 열쇠로 대문을 열고 얼른 안으로 들어갔다.

집에는 아무도 없었다. 강민이와 주현이는 방으로 들어갔다.

"무슨 일인데?"

강민이가 궁금해서 다시 물었다.

"처음 보는 형한테 이야기하기는 좀 그런데……."

주현이가 고개를 푹 숙이며 말을 얼버무렸다.

"난 강민이 사촌 형이고, 너는 강민이랑 가장 친한 친구니까 우린 제법 가까운 사이야."

"어? 강민이가 제 이야기를 했어요?"

주현이가 눈을 크게 뜨고 물었다.

"그럼. 너 라면 먹을 때 우유 넣어서 먹는다며? 또 지난번에는 아빠 따라 낚시 가서 엄청 커다란 물고기도 잡았다며?"

강민이는 능청스럽게 말했다.

"강민이한테는 비밀인데요, 사실 멸치만 한 물고기 잡은 거예요. 이건 비밀이니까 강민이한테는 절대 말하지 마세요. 강민이가 자기는 태권도 유단자라고 하도 자랑을 해서 저도 모르게 거짓말을 했어요."

"알았어."

강민이는 화를 꾹 누르며 대답했다.

"그런데 그게 그러니까 네가 숨어야 하는 까닭이 뭐냐니까?"

강민이가 다시 물었다.

"엄마가요, 오늘 고래를 잡으러 가자고 하잖아요. 그래서 겁을 먹고 도망쳐 나왔어요. 형은 고래 잡았어요?"

주현이가 물었다.

"하하하! 고래를 내가 어떻게 잡냐? 요즘 사람들이 고래 보호하자고 운동하는 거 몰라? 너는 요즘 세상 돌아가는 걸 아는 거야, 모르는 거야?"

강민이가 주현이 어깨를 툭 치며 말했다.

"아이, 그 고래 말고요. 무슨 형이 그런 것도 몰라요?"

주현이가 은근히 무시하는 눈빛으로 키가 훌쩍 큰 강민이를 올려다봤다. 그러자 강민이는 어쩔 줄 몰라 했다. 그 고래가 아니라 다른 고래라니!

'똑똑'

그때 마침 문 두드리는 소리가 들렸다.

"엄마가 왔나?"

강민이가 문을 열었다. 노크를 한 것은 엄마가 아니라 복숭아 할머니였다.

"할머니다! 우리 큰 손자가 강민이네 집에 와 있다고 해서 왔지. 우리 우민이 잘 있었어?"

복숭아 할머니는 강민이네 할머니인 척했다. 강민이는 어쨌든 난처한 상황을 빠져나갈 수 있어서 할머니를 반갑게 맞았다.

"할머니!"

강민이는 진짜 할머니를 만난 것처럼 할머니의 품에 안겨 어리광을 부렸다.

"무슨 이야기를 그렇게 재미있게 하고 있었어?"

복숭아 할머니는 다 알면서도 모르는 척 물어보았다.

"고래 잡는 거요!"

고래를 잡는다는 것의 또 다른 의미를 모르던 강민이가 해맑게 웃으며 말했다.

"아! 포경 수술 말이냐?"

할머니의 말에 주현이는 얼굴이 발그레해졌다.

"네! 그거요."

강민이는 아는 척했다.

"주현이 엄마가 고래를 잡으러 가자고 해서 주현이가 무서워서 도망쳐 나왔나 봐요. 그런데요 할머니, 고래를 왜 잡아요?"

고래를 잡는 게 뭔지, 포경 수술이 뭔지 아무것도 모르는 강민이가 물었다.

"포경 수술은 간단히 말하자면 음경을 덮고 있는 살갗을 잘라내는 수술이란다. 피부가 음경의 끝쪽인 귀두와 붙어 있어서 살을 잘라낸 다음 없애야 하는데 아주 많이 아프지. 어른이 되면 거의 다 자연스럽게 살갗이 귀두와 떨어지는데 말이야. 어른이 되어도 귀두를 덮고 있는 살갗이 안 떨어지는 사람은 얼마 안 된단다."

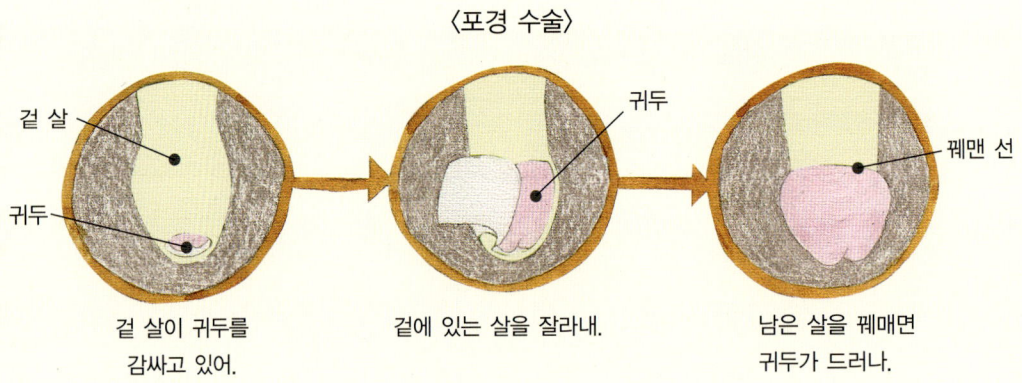

〈포경 수술〉

겉 살이 귀두를 감싸고 있어.   겉에 있는 살을 잘라내.   남은 살을 꿰매면 귀두가 드러나.

"윽! 진짜 아프겠다!"

강민이는 인상을 찌푸리며 주현이를 보았다. 주현이는 더 울상이 되었다.

"포경 수술은 음경을 덮고 있는 살에 이물질이 끼어서 세균이 자라거나 염증이 생길까 봐 하는 거야. 하지만 평소에 잘 씻고 깨끗하게 관리하면 별 문제가 안 되지."

"어떻게 관리하면 되는데요?"
주현이가 눈을 동그랗게 뜨고 물었다.

"목욕을 할 때 귀두를 덮고 있는 살갗을 살짝 당겨서, 귀두를 나오게 한 다음 깨끗한 물로 씻어내면 돼. 음경은 예민한 곳이기 때문에 부드럽고 조심스럽게 다뤄야 해. 잘못했다가는 상처가 날 수도 있거든. 음경에 붙은 살갗은 예민한 음경을 보호하는 보호막 구실을 해 주니까 굳이 포경 수술을 할 필요는 없어. 우리나라처럼 남자들이라면 당연히 포경 수술을 해야 한다고 생각하는 나라는 아주 드물단다. 그러니 포경 수술을 하기 전에 의사한테 물어보는 게 좋아. 포경 수술을 꼭 해야 할지 안 해도 될지 말이야."

할머니의 설명을 들으니 강민이도 포경 수술이 무엇인지 잘 알 수 있었다.
"그렇죠? 포경 수술을 꼭 해야 하는 건 아니죠? 아이참! 우리 엄마도 그걸 알아야 하는데!"
주현이는 입을 쭉 내밀었다.
'딩동!'
그때 강민이네 집 초인종이 울렸다. 주현이네 엄마가 찾아온 것이다. 강민이는 문을 열었다.
"우리 주현이 여기 있죠?"
주현이 엄마가 들어오는 사이에 주현이는 강민이 방 장롱에 숨어

버렸다.

"요 녀석! 여기 숨어 있으면 내가 못 찾을 줄 알고? 부처님 손바닥이지!"

주현이 엄마는 뭐든 다 아는 것처럼 단번에 꼭꼭 숨어 있던 주현이를 찾아냈다. 주현이는 그만 엄마한테 끌려 갔다.

"우민이 형! 나 좀 살려 줘."

눈물을 글썽이는 주현이가 너무 안쓰러웠다.

"주현 엄마! 의사 선생님하고 잘 상의해서 해요. 무조건 수술하지 말고요."

할머니가 멀어져 가는 주현 엄마한테 소리쳤다.

"자식, 커다란 물고기 잡았다고 거짓말하더니 이번에는 고래 잡으러 끌려 가네."

강민이는 한숨을 푹 내쉬었다.

"할머니! 어른이 된다는 건 정말 많은 변화를 겪어야 하나 봐요. 쉬운 게 아닌 것 같아요."

강민이가 물끄러미 할머니를 보며 말했다.

"그럼. 몸뿐만 아니라 마음도 많이 자라야 하니까 더 어렵지. 좋은 어른이 되려면 약속과 비밀을 지킬 줄 알아야 한단다."

할머니의 말에 강민이는 좀 찔렸다. 태석이 형한테 의심을 사고 있어 언제 들통이 날지 모르니까. 그러면 복숭아 할머니가 곤란하게 될 테고, 강민이는 영원히 어린이로 살아가야 하는 데 정말 큰일이었다.

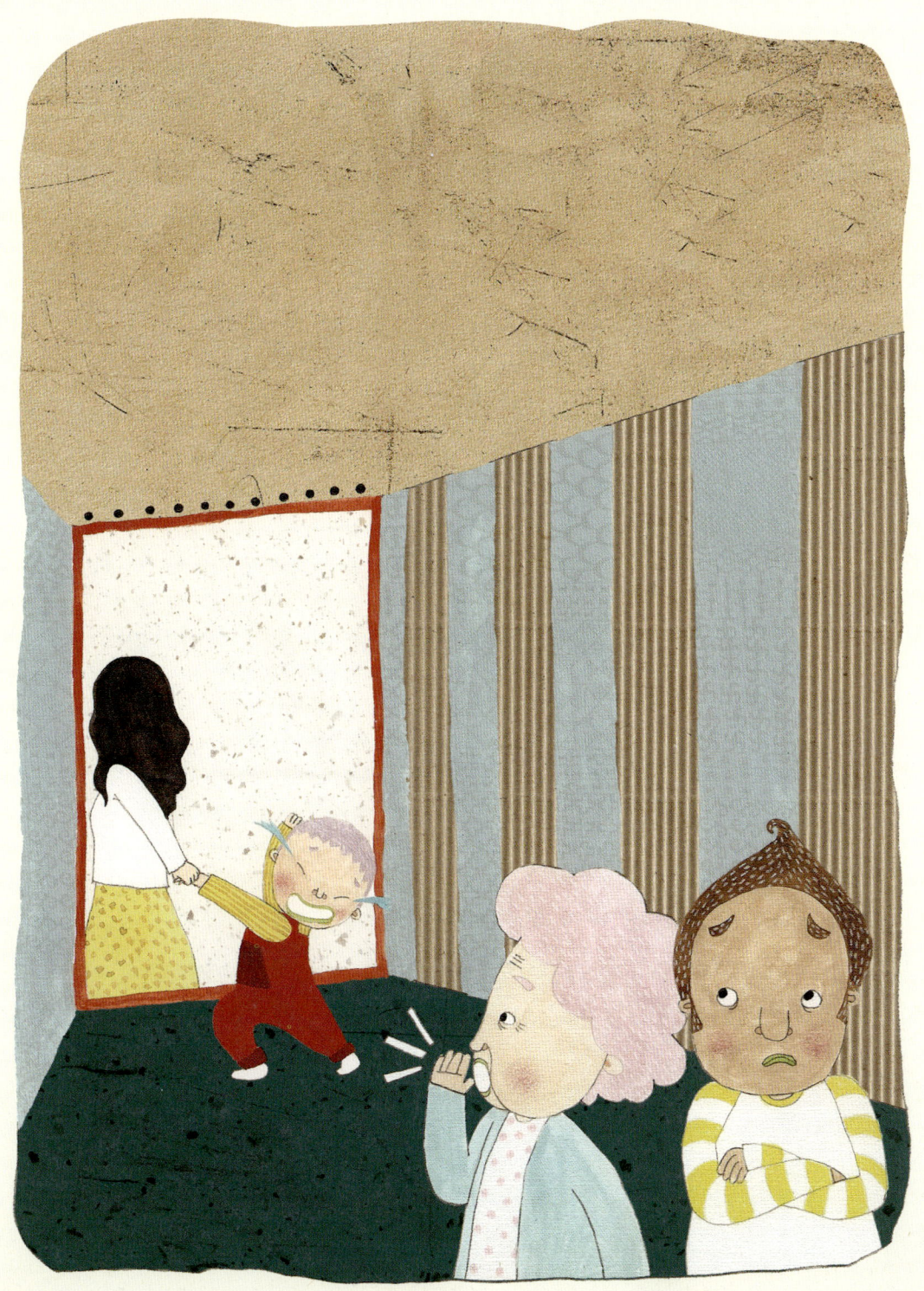

고래 잡으러 가는 주현이 75

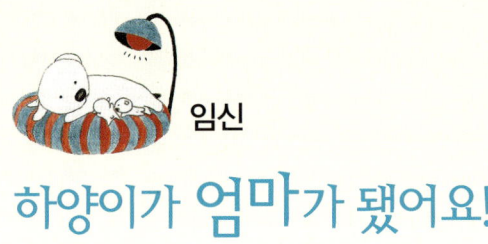

임신

하양이가 엄마가 됐어요!

강민이는 길에서 태석이를 만날까 봐 마법 복숭아를 먹은 지 열흘이 되는 날까지 집에 있기로 결심했다. 벌써 집 밖을 안 나간 지 며칠이 지났다.

"아휴! 집에만 있으려니 정말 답답해. 그래도 오토바이를 타 본 건 정말 기분 좋았어."

강민이는 마당으로 난 창밖을 보며 생각에 빠졌다. 오늘 강민이의 나이는 스무 살이다. 예민이는 스물한 살. 예민이는 엄마 옷을 입고 엄마 화장대에 앉아서 화장을 하고 있었다. 며칠 전까지만 해도 어린이가 엄마 화장대에서 장난을 치는 것처럼 보였는데, 이제는 제법 잘 어울렸다.

"강민아, 누나 예쁘지?"

예민이가 입술은 빨갛게, 눈은 보랏빛으로 칠하고 나와서 강민이한테 물었다.

"으악! 깜짝이야."

강민이는 예민이의 얼굴을 보고 기겁을 했다.

"괴물인 줄 알았잖아! 누나는 겨우 이런 거 하려고 어른 되고 싶다고 한 거야?"

강민이가 투덜거렸다.

"이상해?"

예민이는 다시 화장대로 가서 화장을 지우고 다른 빛깔로 화장을 했다.

"누나 얼굴이 도화지냐? 얼굴에 얼룩덜룩 이상한 그림 그리게?"

강민이는 태석이 형을 만날까 봐 밖으로 나가지 못하는 답답함을 예민이한테 풀었다.

"두 어른들, 이리로 좀 오시지?"

엄마가 부엌에서 불렀다.

"예민아! 얼굴이 그게 뭐야? 한쪽 눈은 보라, 한쪽 눈은 연두네. 암튼 예민이는 엄마랑 같이 김치 담그자. 강민이는 나가서 마당에 있는 하양이 똥들 좀 깨끗하게 치워. 이제 너희도 어른이 되었으니까 밥값은 해야지? 자기 일이 마음에 안 들면 둘이 서로 바꿔서 하든가."

엄마가 고무장갑을 끼우며 말했다.

"강민아, 내가 똥 치울게. 김치 담그는 건 오래 걸리니까 네가 해."

예민이가 쪼르르 마당으로 먼저 나가 버렸다. 강민이는 그래도 냄새나는 똥을 치우는 것보다는 김치 담그는 걸 돕는 게 좋겠다고 생각해서 부엌에 남아 있었다.

"엄마! 강민아, 빨리 나와 봐!"

마당에서 예민이가 고래고래 소리쳤다.

"아니, 왜?"

엄마는 무슨 일이라도 난 줄 알고 고무장갑을 벗어두고 허겁지겁 마당으로 나왔다.

"무슨 일이야?"

엄마가 물었다.

"여기 봐!"

예민이가 밝게 웃으며 손가락으로 하양이네 집을 가리켰다. 그 속에는 하양이보다 더 하얗고 작은 강아지들이 꼬물거렸다. 강아지는 모두 네 마리였다.

"우아! 우리 하양이가 새끼를 낳았네. 어쩜 저렇게 귀여운 강아지를 낳았을까? 하양이한테 미역국 끓여 줘야겠다."

강민이가 하양이네 집 앞에 쪼그리고 앉아서 금방 낳은 강아지를 바라보았다.

"하양이가 정말 신기해. 저렇게 귀엽고 예쁜 새끼를 낳느라 얼마나 힘들었을까?"

예민이도 강민이 옆에 앉아서 아직 눈도 뜨지 못한 채 어미의 젖을 찾는 작은 강아지들을 바라보았다. 하양이는 지쳤는지 힘없는 얼굴로 숨을 몰아쉬고 있었다.

"하양이가 힘들어 보여요. 그런데 엄마, 우리는 어떻게 생겨난 거예요?"

예민이가 물었다.

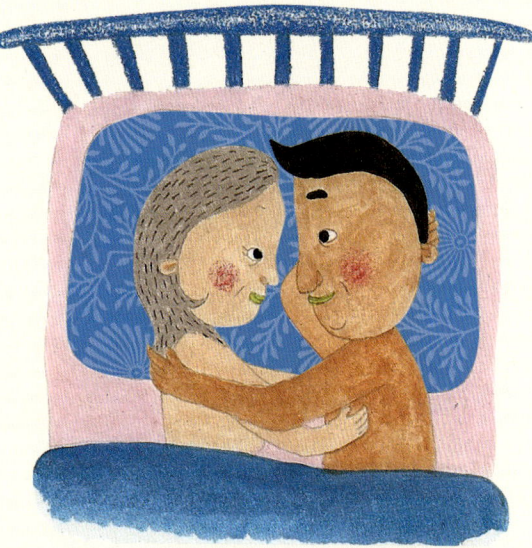

그건 엄마랑 아빠가 서로 사랑해서 너희가 태어났어. 엄마와 아빠는 모두 어른이어서 몸과 마음이 성숙했고, 서로 사랑했기 때문에 너희 같은 아기를 갖고 싶었어. 그래서 차근차근 아기를 가질 준비를 했지. 아빠와 엄마는 서로 사랑해서 성관계를 가져 너희를 낳은 거야.

"성관계가 뭐예요?"

강민이가 물었다.

간단하게 말하면, 남자의 음경과 여자의 질이 만나 운동하는 거야. 그러면 남자한테 있던 1억~3억 마리의 정자가 질을 지나고 자궁을 지나서 난관 또는 나팔관이라고 하는 곳까지 헤엄쳐 가. 나팔관까지 가는 길에 수많은 정자가 죽거나 길을 잃기도 해. 그 가운데 건강하고 운이 좋은 이삼백 마

하양이가 엄마가 됐어요! 79

리의 정자만 살아서 나팔관에 다다르지. 정자들이 나팔관에 다다랐을 때 여자의 몸에서 한 달에 한 번씩 내보내는 난자가 정자와 만나. 난자와 만난 정자는 난자를 뚫고 들어가지. 이것을 수정이라고 해. 수없이 많은 정자 가운데 하나의 정자만 난자 속으로 들어갈 수 있어.

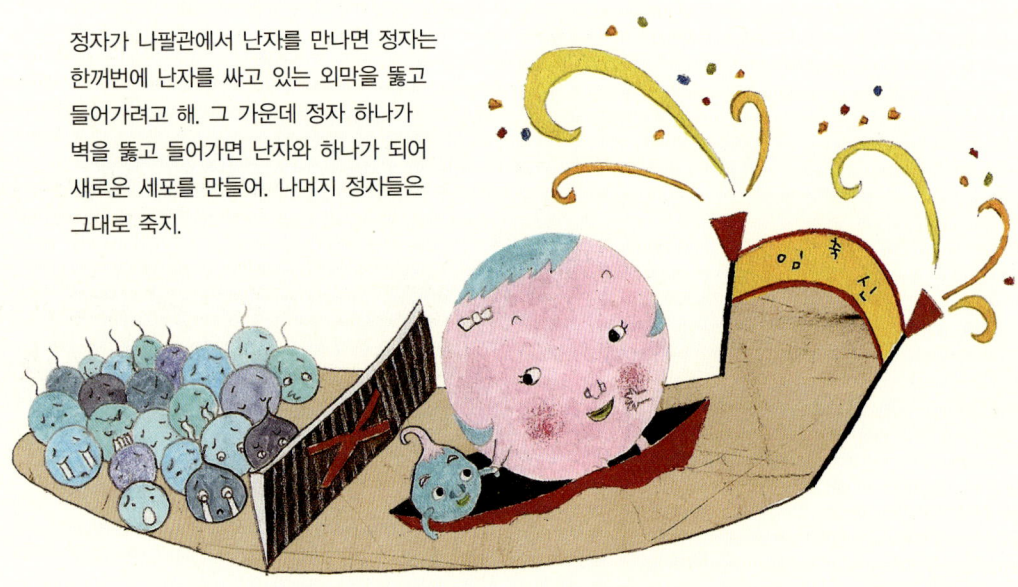

정자가 나팔관에서 난자를 만나면 정자는 한꺼번에 난자를 싸고 있는 외막을 뚫고 들어가려고 해. 그 가운데 정자 하나가 벽을 뚫고 들어가면 난자와 하나가 되어 새로운 세포를 만들어. 나머지 정자들은 그대로 죽지.

"와! 경쟁이 아주 치열하네요. 나는 처음부터 아주 치열한 경쟁을 거쳐서 생겨났구나."

강민이는 새삼스레 자신이 소중하게 느껴졌다.

"만약 난자가 없으면 어떡해요?"

예민이가 물었다.

"그러면 정자는 닷새쯤 자궁에서 살다가 죽어. 반대로 난자가 나팔관으로 나왔다가 정자를 못 만나면 하루쯤 살다가 죽는단다."

"난자랑 정자는 얼마만해요? 달걀만 한가?"

강민이가 손가락으로 동그라미를 만들었다.

"아니, 난자는 0.1밀리미터쯤 돼. 깨알보다도 작지."

"그렇게 작아요?"

예민이가 놀라서 물었다.

"정자는 더 작은걸? 정자는 0.006밀리미터야. 눈으로는 보기 힘들어."

"그렇게 작은 것들이 만나 뱃속에서 열 달 동안 크는 거예요?"

강민이는 정말 신기했다.

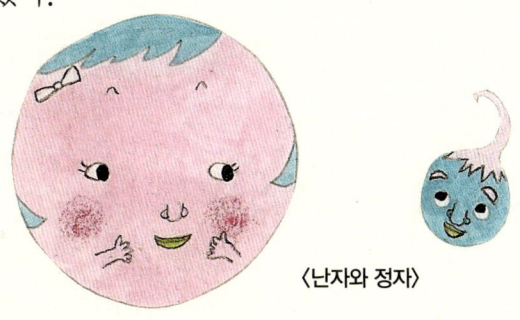

〈난자와 정자〉

"여자의 난소는 난자를 품고 있다가 한 달에 하나씩 성숙한 난자를 내보내. 평생 사백 개쯤 되는 난자를 내보내지. 난자는 따뜻한 것을 좋아해. 반대로 정자는 고환에서 만들어지고 몸의 온도보다 조금 차가운 것을 좋아하지."

하양이는 새끼 한 마리가 어미젖을 찾지 못하자 혀로 핥아서 젖이 있는 곳으로 밀어 주었다. 강아지는 아직 주먹만 했다. 그리고 잘 걷

지도 못했다.

"엄마! 제가 막 태어났을 때 몸무게가 얼마였어요?"

예민이가 물었다.

"예민이는 3.2킬로그램이었고, 강민이는 4.3킬로그램으로 아주 튼튼했지."

"깨알보다도 더 작은 난자와 정자가 만나서 그렇게 클 때까지 뭘 먹는 거예요?"

예민이는 엄마의 배를 보며 말했다.

"그렇게 작은 수정란이 나팔관에서 자궁으로 가면서 잘게 쪼개져. 이것을 세포 분열이라고 하지. 자궁으로 간 수정란은 자궁의 벽에 달라붙어. 이것을 착상이라고 해."

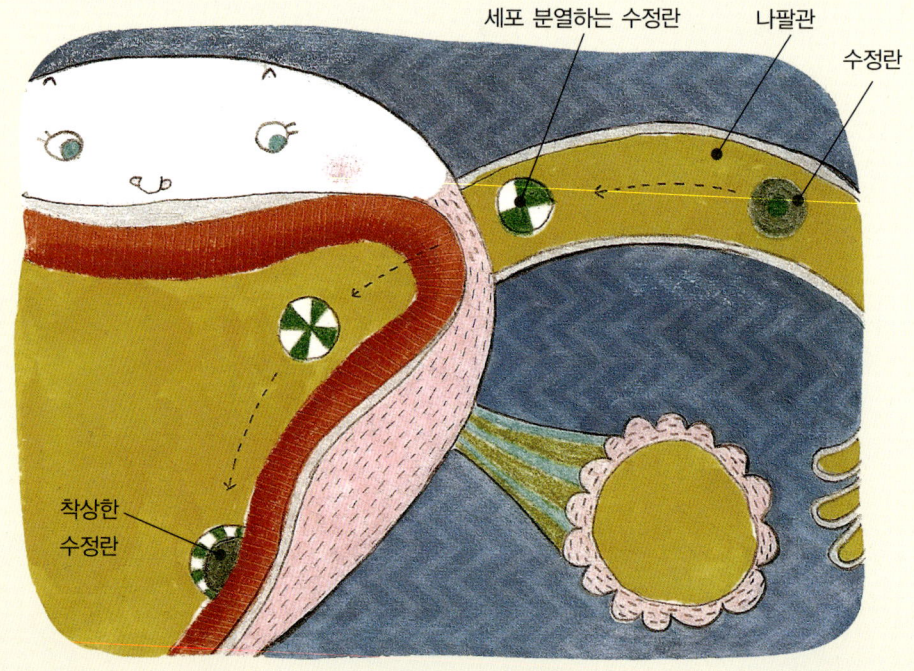

"착상이 되면 엄마의 자궁에서 탯줄을 통해 태아가 영양분을 먹으며 쑥쑥 자라는 거야. 임신한 지 8주가 되면 몸이 거의 다 만들어져. 임신 넉 달이 되면 아기는 소리에 반응을 해. 임신 여덟 달째가 되면 살갗이 두꺼워지고 몸을 보호하는 항체가 많아져. 그리고 열 달이 되면 아기가 태어나는 거야."

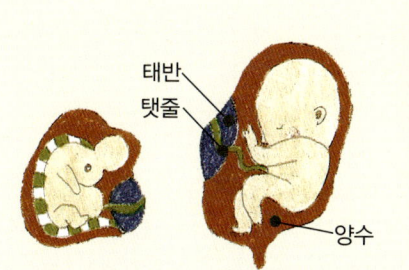
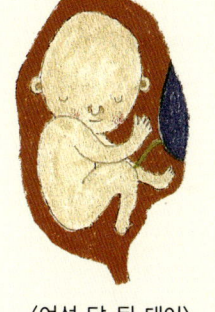
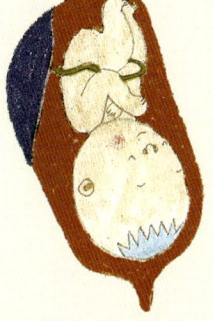
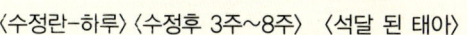

〈수정란-하루〉〈수정후 3주~8주〉 〈석달 된 태아〉　　〈여섯 달 된 태아〉　　〈출산 직전의 태아〉

"아기는 엄마 뱃속에서 어떻게 나와요? 복숭아 할머니처럼 순간 이동을 하나?"

강민이는 고개를 갸웃했다. 엄마는 강민이의 순간 이동이라는 말에 웃음이 절로 났다. 엄마는 강민이와 예민이를 낳던 날의 이야기를 해 주었다.

"아니, 아기가 태어날 때가 되면 자궁이 조이면서 통증을 느끼게 돼. 그러면 질과 이어진 자궁이 벌어지지. 아기는 머리부터 자궁에서 나오는 거야. 사람에 따라 다르지만 아기를 낳는 데에는 열 시간 넘게 걸리기도 해. 내가 예민이를 낳을 때는 열두 시간 동안 진통을 했어. 정말 힘들고 아팠

하양이가 엄마가 됐어요! 83

지. 그래도 내가 낳은 아기를 보니 가슴이 먹먹해지면서 나도 모르게 눈물이 다 나더구나."

"정말이에요? 엄마, 그렇게 힘들게 낳아 주셔서 고마워요. 우리를 그렇게 힘들게 낳으셨는지 이제야 알았어요."
예민이는 엄마한테 안기며 말했다. 어느새 예민이의 눈에 눈물이 글썽거렸다.

"아기는 뱃속에 있을 때 엄마한테 영양분을 받던 탯줄을 달고 나와. 또 아기를 보호하고 있던 태반도 아기와 함께 밀려 나오지. 세상 밖으로 나온 아기는 더는 탯줄이 필요없기 때문에 탯줄을 잘라야 해. 탯줄이 떨어진 자국이 배꼽이란다."

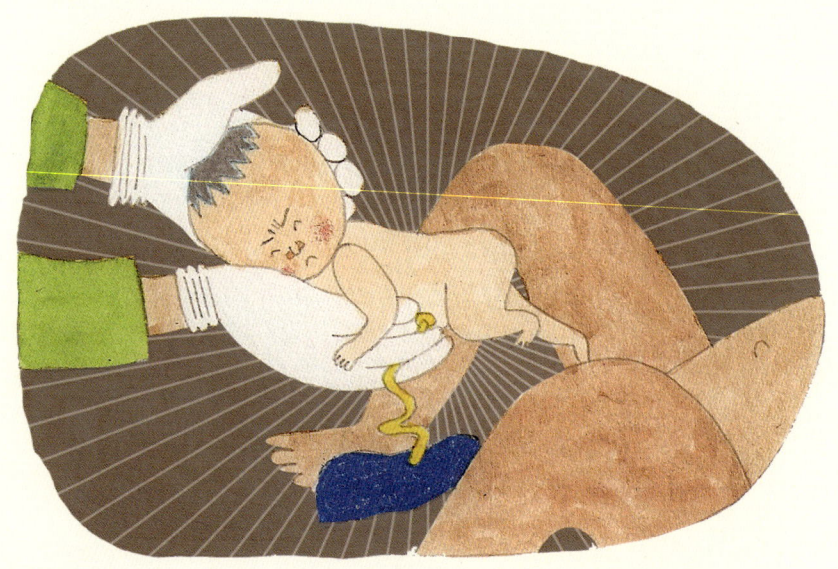

"엄마, 전 4킬로그램이 넘어서 누나 낳을 때보다 더 힘들었지요? 저는 몇 시간만에 낳았어요?"

강민이가 물었다.

"강민이는 너무 커서 자연 분만을 할 수가 없었어. 그래서 어쩔 수 없이 제왕절개 수술을 했지. 제왕절개는 배를 갈라 아기를 꺼내는 것을 말해. 엄마 배에는 아직 제왕절개를 했던 수술 자국이 남아 있단다."

엄마는 살짝 제왕절개 수술을 한 자국을 보여 줬다.

"너는 왜 그렇게 크게 자라서 엄마를 아프게 했냐? 좀 적당히 먹고 적당히 크지."

예민이가 강민이 머리를 툭 쳤다.

"치! 누가 뭐 그렇게 크고 싶어서 컸나?"

강민이는 예민이를 흘겨 보았다.

"너희가 건강하게 잘 자라기만 한다면 엄마는 그런 고통쯤은 얼마든지 참을 수 있어."

엄마는 강민이와 예민이를 안고 머리를 쓰다듬으며 말했다.

"강민아!"

그때 대문 밖에서 태석이 목소리가 들렸다.

"태석이 형이다!"

강민이는 소리가 나자마자 후닥닥 방으로 들어갔다. 엄마가 얼른 대문을 열어 주었다.

"누구세요?"

"안녕하세요? 강민이랑 같은 태권도장에 다니는 이태석이라고 합니다. 강민이가 요즘 태권도장에 안 나와서요. 혹시 무슨 일이라도 있어요?"

태석이가 마당을 이리저리 두리번거리며 말했다. 강민이를 찾는 눈치였다.

"아! 강민이? 강민이는 잠깐 시골 할아버지 댁에 놀러 갔어요. 방학이잖아요."

태석이 형은 엄마의 이야기를 듣다 말고 예민이를 보느라 그만 넋을 잃었다.

"저 분은 누구세요?"

"아, 저 아이는 그러니까, 내 동생이에요. 막내 동생이요. 강민이한테는 이모가 되지요."

엄마가 진땀을 빼며 대답했다.

"아! 정말 예쁘시네요. 그런데 여기 안 사시나 봐요. 오늘 처음 보는 것 같아요."

"네. 방학이라 놀러 왔어요."

예민이는 갑자기 얼굴이 홍당무처럼 빨갛게 되었다.

"그런데 화장을 특이하게 하셨네요. 한쪽은 보랏빛, 한쪽은 연둣빛으로요. 하하하!"

태석이의 말에 예민이는 그제야 화장을 하다가 만 것이 생각나 소스라치게 놀랐다.

"으악!"

예민이는 눈을 동그랗게 뜨고는 집 안으로 후닥닥 달려 들어갔다. 태석이의 눈에는 그 모습이 더욱 예뻐 보여, 예민이가 방 안으로 들어가는 뒷모습을 한참 동안 바라보았다.

"저, 그런데 말이에요. 강민이 사촌 형 우민이는 어쩜 그렇게 강민이랑 똑같이 생겼어요?"

태석이는 호기심을 감추지 못했다.

"아! 그거야 사촌지간이니까 그렇죠. 김치를 담그다 나와서 이제 들어가 봐야겠어요."

엄마는 어색하게 웃고는 태석이가 뭔가 눈치를 챘나 싶어 태석이를 얼른 내보내고 대문을 꽁꽁 잠갔다.

"아휴! 내가 철없는 어른 두 분 때문에 정말 늙는다 늙어."

엄마는 고개를 절레절레 흔들었다.

화장을 지운 예민이는 강민이 방으로 왔다.

"강민아! 우리 이제부터 엄마 아빠한테 잘하자. 우리를 그렇게 힘들게 낳으셨는지 오늘 처음 알았어."

"나도 그렇게 생각해. 우리도 금방 태어났을 때 밖에 있는 강아지처럼 귀여웠을까?"

"그럼 정말 예쁘고 귀여웠지. 너희뿐만 아니라 태어나는 모든 아기는 소중하고 예쁘단다. 그 아기를 낳는 엄마도 세상 무엇보다 아름답지."

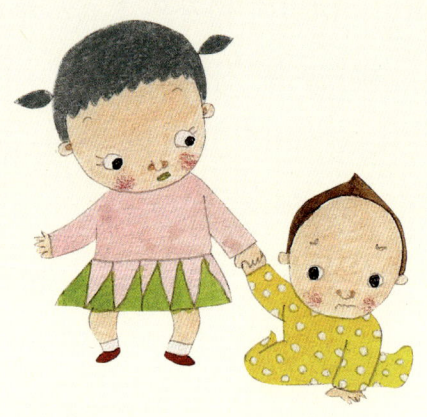

언제 왔는지 복숭아 할머니가 예민이와 강민이의 이야기에 끼어들었다.

"내가 너희한테 생명 탄생이 얼마나 소중한지를 느끼게 해 주는 시 한 편을 들려주마. 이 시를 잘 들으면 생명 탄생의 신비함과 위대함을 알 수 있을 거야."

복숭아 할머니는 시 한 편을 읽어 주었다. 예민이는 그 시를 들으며 한 생명이 태어날 때 겪는 고통과, 세상 모든 생명 탄생의 순간이 얼마나 소중한지 깨달았다. 더욱이 어머니가 아기를 낳는 순간은 세상 그 어떤 것과도 견줄 수 없을 만큼 아름다운 일이라는 것을 새롭게 알게 됐다.

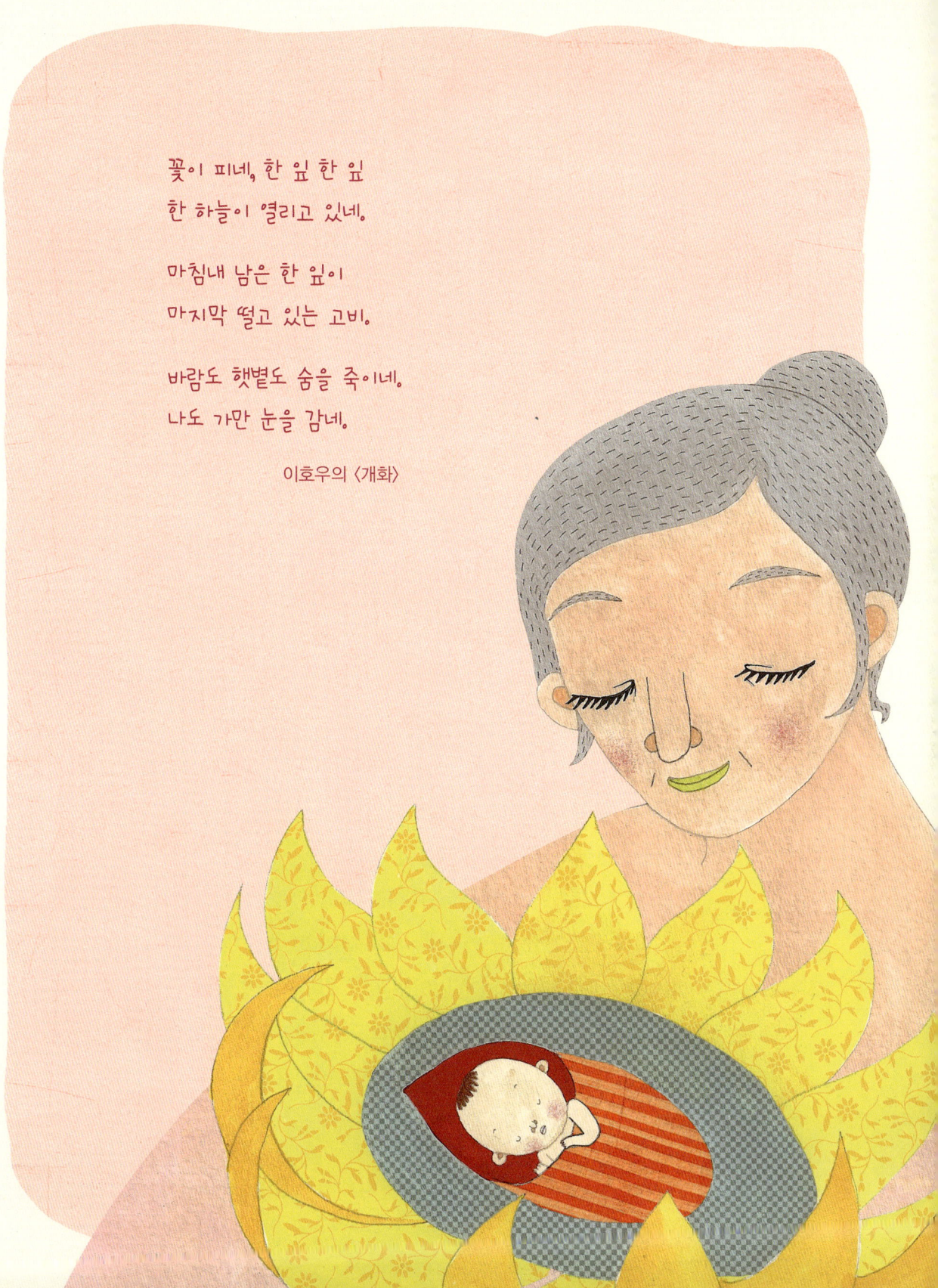

꽃이 피네, 한 잎 한 잎
한 하늘이 열리고 있네.

마침내 남은 한 잎이
마지막 떨고 있는 고비.

바람도 햇볕도 숨을 죽이네.
나도 가만 눈을 감네.

이호우의 〈개화〉

성관계를 하면 무조건 임신이 되나요?

　성관계를 한다고 무조건 임신이 되는 것은 아니야. 하지만 난자가 나팔관으로 들어오는 배란기에 성관계를 한다면 한 번의 성관계로도 임신을 할 수 있어. 그러니 성관계를 할 때는 신중해야 해. 내가 내 몸을 소중히 생각하고 아껴야 건강을 지킬 수 있거든.

　배란이 되는 날짜는 생리 예정일로부터 14~16일 전이야. 생리 주기가 28~30일일 때 말이지. 이 시기에 성관계를 하면 임신이 될 확률이 높아. 하지만 청소년기에는 생리 주기가 일정하지 않아서 배란일을 정확히 예상하기가 힘들단다.

언제 임신하는 것이 가장 좋은가요?

　여자가 생리를 하거나 남자가 사정을 할 수 있다고 해서 아무 때나 임신을 해도 되는 것은 아니야. 스무 살이 되어야 몸이 완전히 자란단다. 아직 몸이 다 안 자란 청소년기에 임신을 하면 아기와 임산부한테 해로워. 임신을 할 가장 좋은 시기는 20대 중반부터 후반으로 결혼을 한 다음이야. 더욱이 10대 때에 임신을 하면 조산이나 기형아 출산률이 높아.

　요즘 엄마가 될 준비를 하지 않은 채 아기를 갖게 된 열다섯 살에서 스무 살의 미혼모가 늘어나고 있어. 이 가운데는 아이를 낳아 힘들게 키우는 엄마도 있지만 어떤 사람들은 무책임하게 아이를 낳아 외국으로 입양을 시키거나 보육원 같은 곳에 버리기도 하지. 해마다 버려지는 아이가 늘고 있어. 이는 정말 무책임한 행동이고 사회에서도 심각하게 떠오르는 문제야.

언제 임신을 하는 것이 가장 좋을까? 생각이나 몸이 완전히 자란 뒤, 사랑하는 사람을 만나 결혼을 한 다음에 아기를 갖는 것이 가장 좋단다.

임신을 막는 방법

임신을 피하는 것을 피임이라고 해. 가장 흔하게 쓰는 피임 방법은 콘돔을 하는 거야. 기다란 고무 풍선 같은 콘돔을 남성의 성기에 끼워 성관계를 맺으면 임신을 안 해. 또 콘돔을 하고 성관계를 맺으면 질병이 옮는 것을 막을 수 있어.

그 밖에도 여자의 배란 시기를 따져보고 그 기간을 앞뒤로 사나흘쯤 피해서 성관계를 하는 방법도 있어. 하지만 이러한 생리 주기법은 완벽한 피임 방법이 아니기 때문에 임신할 가능성이 높지. 먹는 피임약, 질 속에 넣는 피임약도 있단다.

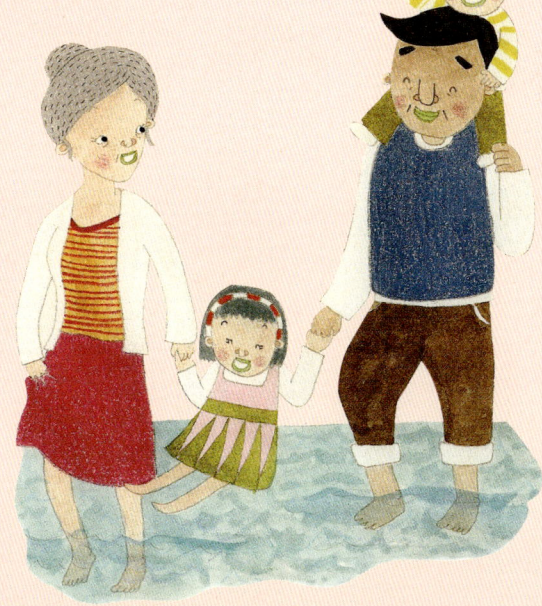

쌍둥이는 어떻게 생겨요?

보통은 정자 하나와 난자 하나가 만나서 수정을 하게 돼. 하지만 때때로 정자와 난자가 만나서 만들어진 수정란이 세포 분열을 할 때 둘로 쪼개지기도 해. 그러면 쌍둥이가 태어나는 거야. 이렇게 태어난 쌍둥이를 일란성 쌍둥이라고 해. 유전자가 같아서 생김새도 비슷하고 성별도 같지.

일란성 쌍둥이와 달리 난소에서 한 번에 난자 두 개가 나와서 정자를 하나씩 만나는 일이 있어. 이렇게 만나서 태어난 쌍둥이를 이란성 쌍둥이라고 하지. 이란성 쌍둥이는 유전자가 서로 달라서 생김새도 다르고 성별도 다르게 태어날 수도 있어.

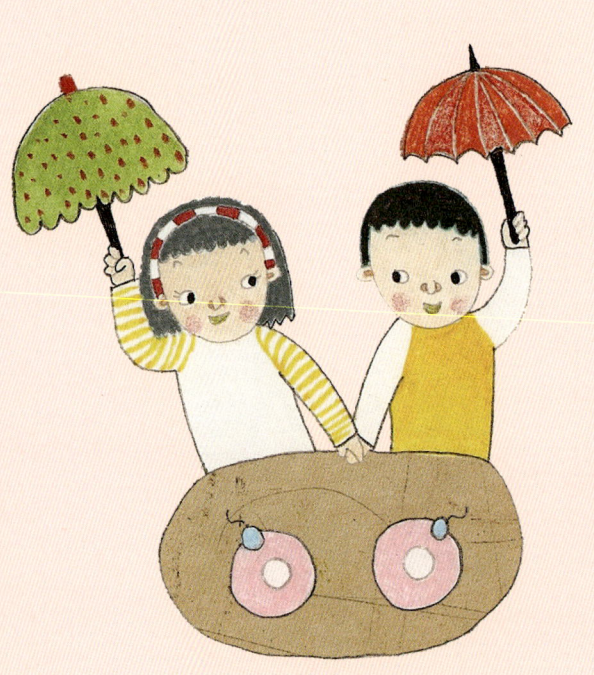

이란성 쌍둥이

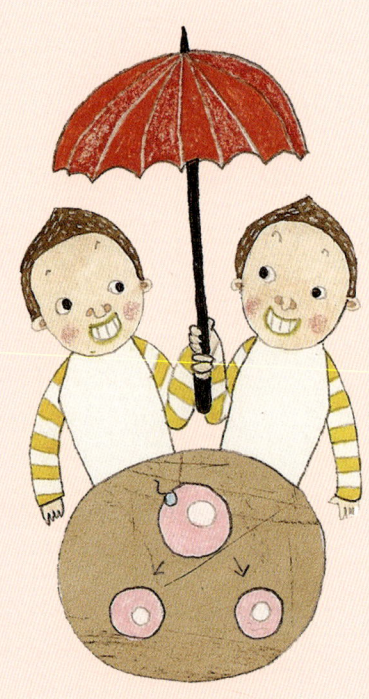

일란성 쌍둥이

여자랑 남자는 어떻게 결정돼요?

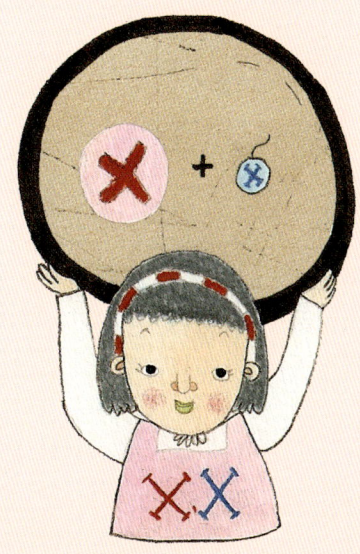
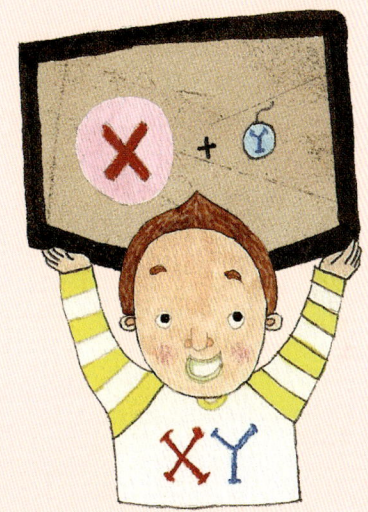

　태아의 성별은 남자가 만들어 내는 정자가 결정해. 정자는 여성의 씨앗이 되는 엑스(X)염색체를 띤 것과 남성의 씨앗이 되는 와이(Y)염색체를 띤 것이 있어. 이와 달리 난자는 모두 엑스(X)염색체만 띠어. 엑스(X)염색체를 띤 정자와 난자가 만나면 엑스엑스(XX) 염색체가 되어 여자아이가 태어나. 또 와이(Y)염색체를 띤 정자와 난자가 만나면 엑스와이(XY) 염색체가 되어 남자아이가 태어나지.

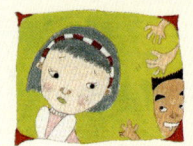 **성폭력**

예민이의 첫 번째 데이트

예민이는 스물두 살이 되고 강민이는 스물한 살이 되던 다음 날 예민이는 아가씨처럼 예쁘게 옷을 차려 입었다.

"오늘이 어른이 된 마지막 날인데 이대로 집에만 있을 수는 없지!"

예민이는 엄마의 높은 구두까지 신고 밖으로 나갔다.

"음, 어디로 갈까? 이러고 친구들을 만날 수도 없고, 패션쇼를 할 것도 아니고……."

예민이는 대문 앞에 서서 어디로 갈지를 몰라 망설이고 있었다.

"어? 안녕하세요!"

오토바이를 타고 지나가던 태석이가 내려서 인사를 했다.

"안녕하세요!"

예민이도 부끄러워하며 인사를 했다.

"어디 가시나 봐요? 오토바이로 태워다 드릴까요?"

태석이가 물었다.

"아니에요. 집에만 있으려니 답답해서 나왔는데 막상 나오니 갈 데가 없어요."

예민이가 얼굴을 붉히며 말했다.

"그럼 저랑 영화 보러 가실래요? 저도 오늘 아르바이트가 없는 날이라 뭐 할까 고민하고 있었거든요."

"좋아요."

예민이는 좋아서 어린아이처럼 폴짝폴짝 뛰었다. 그 바람에 높은 구두가 삐끗해서 보기 좋게 바닥에 넘어지고 말았다. 태석이는 예민이한테 손을 내밀었다. 예민이는 태석이의 손을 잡고 일어섰다.

둘은 오토바이를 타고 영화관으로 갔다. 태석이는 액션 영화를 보고 싶었지만 예민이는 동물들이 나오는 만화 영화를 골랐다.

"만화 영화를 좋아하시다니 참 귀엽네요. 하하하!"

태석이는 예민이의 선택이 영 못마땅했지만 그래도 함께 만화 영화를 봤다. 예민이는 영화를 보는 내내 깔깔거리며 웃느라고 정신이 없었고, 태석이는 꾸벅꾸벅 조느라고 정신이 없었다. 영화를 보고 나서 태석이와 예민이는 한강으로 가서 음료수를 마셨다. 태석이는 커피, 예민이는 아이스크림을 먹었다.

"오! 예쁜데?"

지나가던 건들건들한 남자들 다섯이 예민이한테로 다가왔다.

"어이, 당신은 있는 돈 다 내놓고 집으로 돌아가시지. 예쁜 아가씨는 우리랑 차 한잔 할까?"

수염이 텁수룩하게 난 남자가 말했다.

"조용히 말할 때 그냥 가시죠?"

태석이는 단호하게 말했다. 예민이는 더럭 겁이 났다.

"하하하! 우리한테 덤벼 보시겠다? 조그만 게 겁도 없이!"

남자들은 태석이한테 달려들었다.

"으아!"

예민이는 얼굴을 가리고 소리를 질렀다.

"윽!"

"악!"

"어이쿠!"

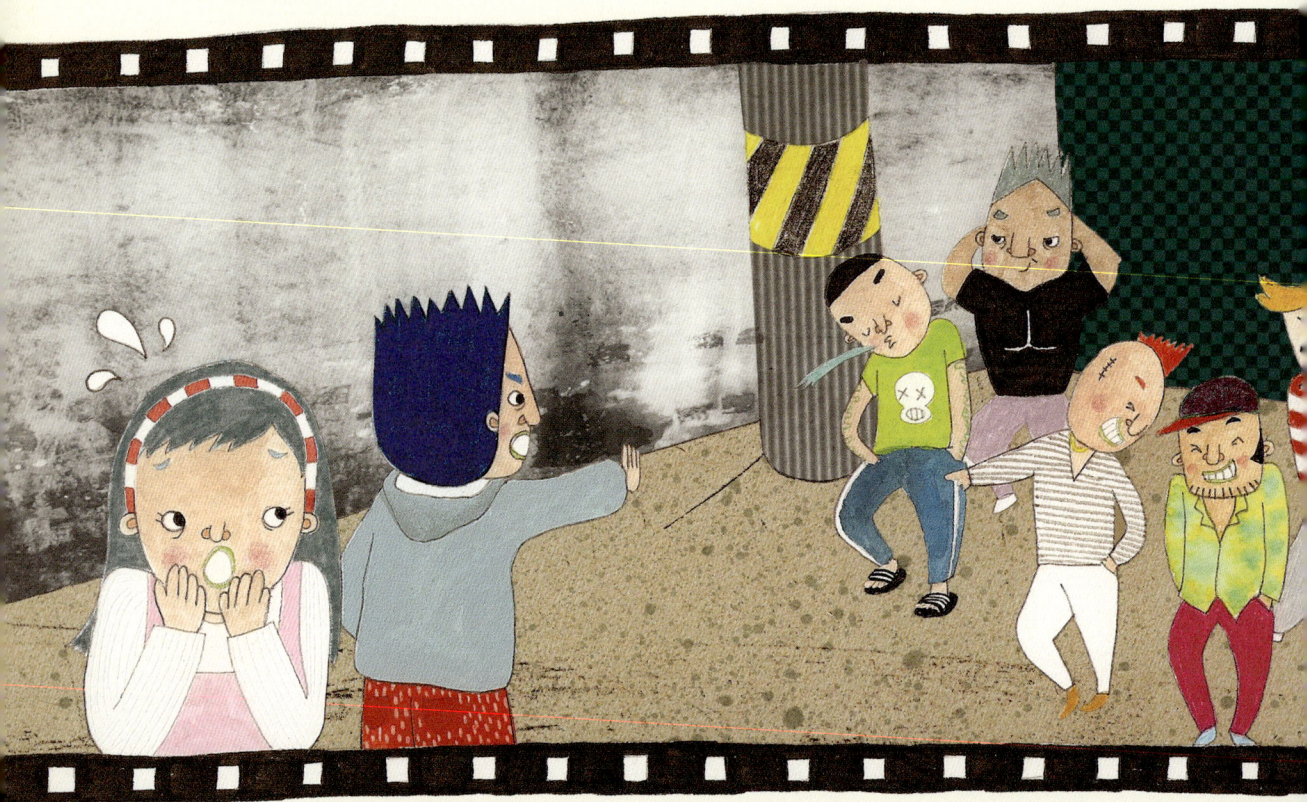

태석은 불량배 다섯을 상대로 싸웠다. 그러다보니 때리는 것보다 맞는 게 더 많았다. 그때 멀리서 강민이가 달려왔다. 강민이는 태석이를 도와 불량배들을 상대했다. 태석과 강민이는 태권도를 배운 덕분인지 불량배 다섯을 거뜬히 해치웠다. 불량배들은 태석과 강민이 눈치를 보며 줄행랑을 쳤다. 싸우는 모습을 지켜보며 덜덜 떨고 있던 예민이는 강민과 태석이가 불량배들을 이기자 긴장이 풀렸던지 강민이한테 덥석 안겼다.

"강민아! 안 다쳤어? 고마워 강민아."

울면서 정신없이 강민이를 연거푸 부르는 예민이를 본 태석은 깜짝 놀랐다.

"네가 강민이야? 어떻게 된 거야? 우민인 누구야?"

태석이의 말에 당황한 강민인 말을 얼버무리며 약속 시간에 늦겠다며 그 자리를 빠져 나왔다.

태석은 예민이를 바라보았다.

"헤헤헤. 제가 긴장하면 말을 잘 못하는 버릇이 있어요. 게다가 강민이와 우민이가 생긴 것도 많이 비슷하고 이름도 비슷해서 종종 우민이한테 강민이라고 하고, 강민이한테 우민이라고 해요. 우리 이제 집에 가요. 어디 다친 데 없으시죠? 마침 우민이가 여기를 지나가서 정말 다행이에요."

예민이는 정신없이 대충 둘러댔다.

"강민이와 우민이는 정말 많이 닮았어요. 사촌이라도 저렇게 닮기는 힘들 거예요."

태석은 강민이의 뒷모습을 물끄러미 바라보며 말했다.

"참, 아까 정말 멋졌어요. 혼자 다섯을 상대하다니……."

"우민이가 아니었으면 좀 힘들었을 거예요. 많이 놀라셨죠?"

태석이는 놀란 예민이한테 따뜻한 코코아를 사 주고는 집까지 바래다주었다.

"오늘 정말 즐거웠어요."

예민이가 인사를 하고 돌아서는데 태석이가 예민이를 불렀다. 예민이는 가슴이 콩닥콩닥 뛰었다.

"저, 있잖아요. 그러니까……."

태석이는 말을 머뭇거렸다. 그러자 예민이는 두 볼이 발그레해졌다. 다행히 어두워서 잘 안 보였다.

"저, 그러니까."

"네, 말씀하세요!"

"저, 강민이 정말 시골 간 것 맞아요?"

태석은 진지하게 물었다.

"네? 그거 물어보려고 부른 거예요? 강민이는 아직 시골에 있어요. 왜 그렇게 사람 말을 못 믿어요? 속고만 사셨어요?"

예민이는 괜히 화를 내고는 문을 쾅 닫고 집으로 들어갔다. 태석이는 민망해하며 돌아섰다.

'다음에 또 만나자고 이야기하려고 했는데 왜 그 말이 튀어나왔을까? 에이, 바보! 그런데 강민이 이야기만 하면 왜들 저렇게 안절부절 예민해지는 거야? 정말 강민이한테 무슨 비밀이 있는 것 같아. 뭘까?'

그때였다.

"강민아! 마당에 나가서 하양이 밥 좀 주고 와."

강민이 엄마의 목소리가 들렸다.

"엄마는 날마다 나만 시켜. 누나는 하루 종일 놀다 들어왔는데 안 시키고."

강민이가 마당으로 나오며 투덜거리는 소리가 들렸다.

태석이는 발걸음을 멈추고 다시 강민이네 초인종을 눌렀다.

"누구세요?"

마당에 있던 강민이가 얼떨결에 문을 열려고 했다. 그런데 문틈으로 태석이 모습이 보였다.

"흡!"

강민이는 태석이라는 것을 알고 깜짝 놀랐다. 그 바람에 강민이의 손이 무심코 자물쇠를 건드리는 바람에 문이 열리고 말았다.

"엄마야!"

강민이는 후닥닥 집으로 들어갔다.

"강민아!"

태석이는 강민이의 뒷모습을 보며 집으로 따라 들어갔다.

성폭력은 왜 일어나나요?

　사춘기가 되면 이성에 관심을 보이면서 이성과 만나고 싶고, 만지고 싶은 마음이 생겨. 그것은 아주 자연스러운 거야. 하지만 이성을 만나더라도 상대방을 위해, 또 자신을 위해 만지고 싶은 마음을 억누를 줄 알아야 해. 마음을 억누르지 못해 이성이 원하지 않는데도 강제로 만지면 성폭력이 돼. 성폭력을 하면 성범죄자가 되어 무거운 처벌을 받게 되고 피해자는 몸과 마음에 큰 상처를 받지. 그 상처는 평생 동안 간단다.

성폭력을 예방하는 일곱 가지 방법!

❶ 좀 멀리 돌아가더라도 사람이 많이 안 다니는 길은 피해 다녀.

❷ 평소에 알고 지내던 사람도 조심해.

❸ 이성과 단둘이 있는 시간은 피하는 것이 좋아.

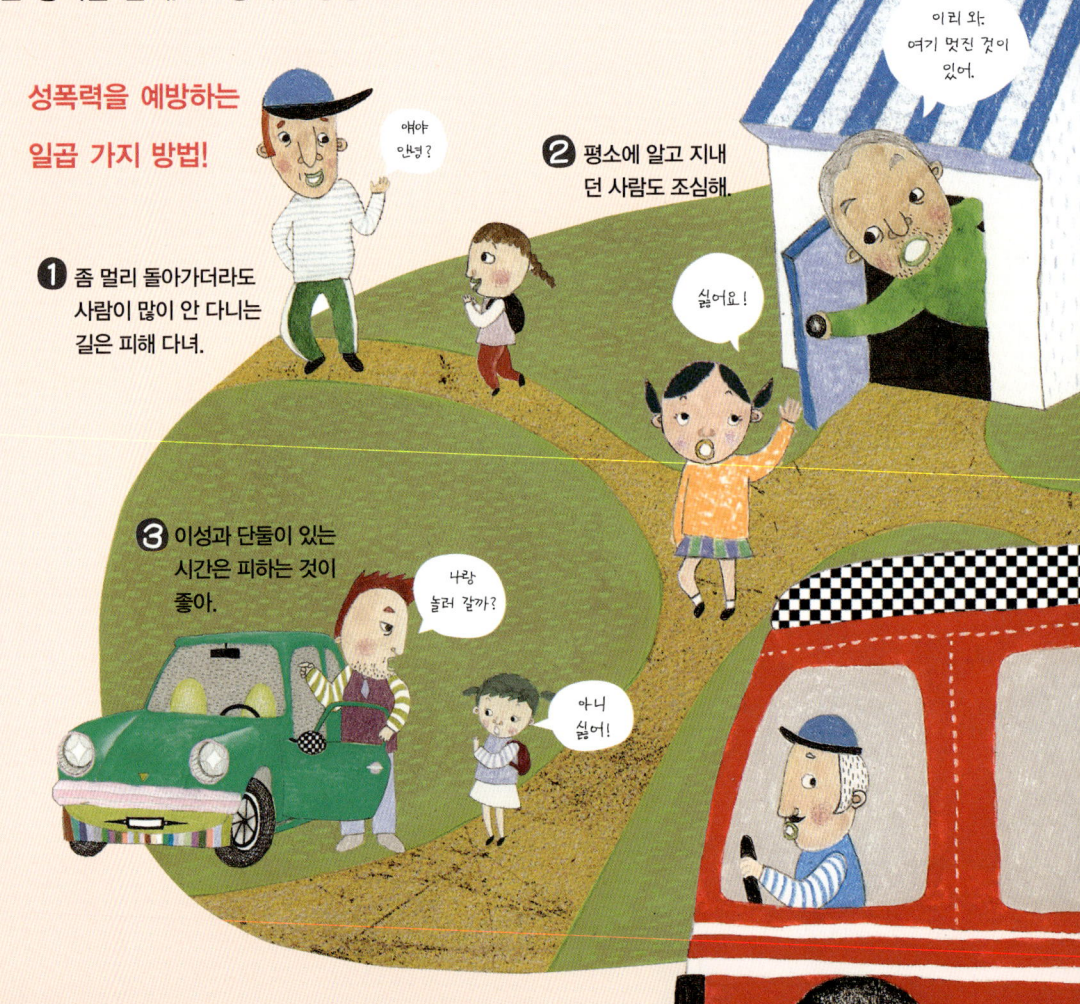

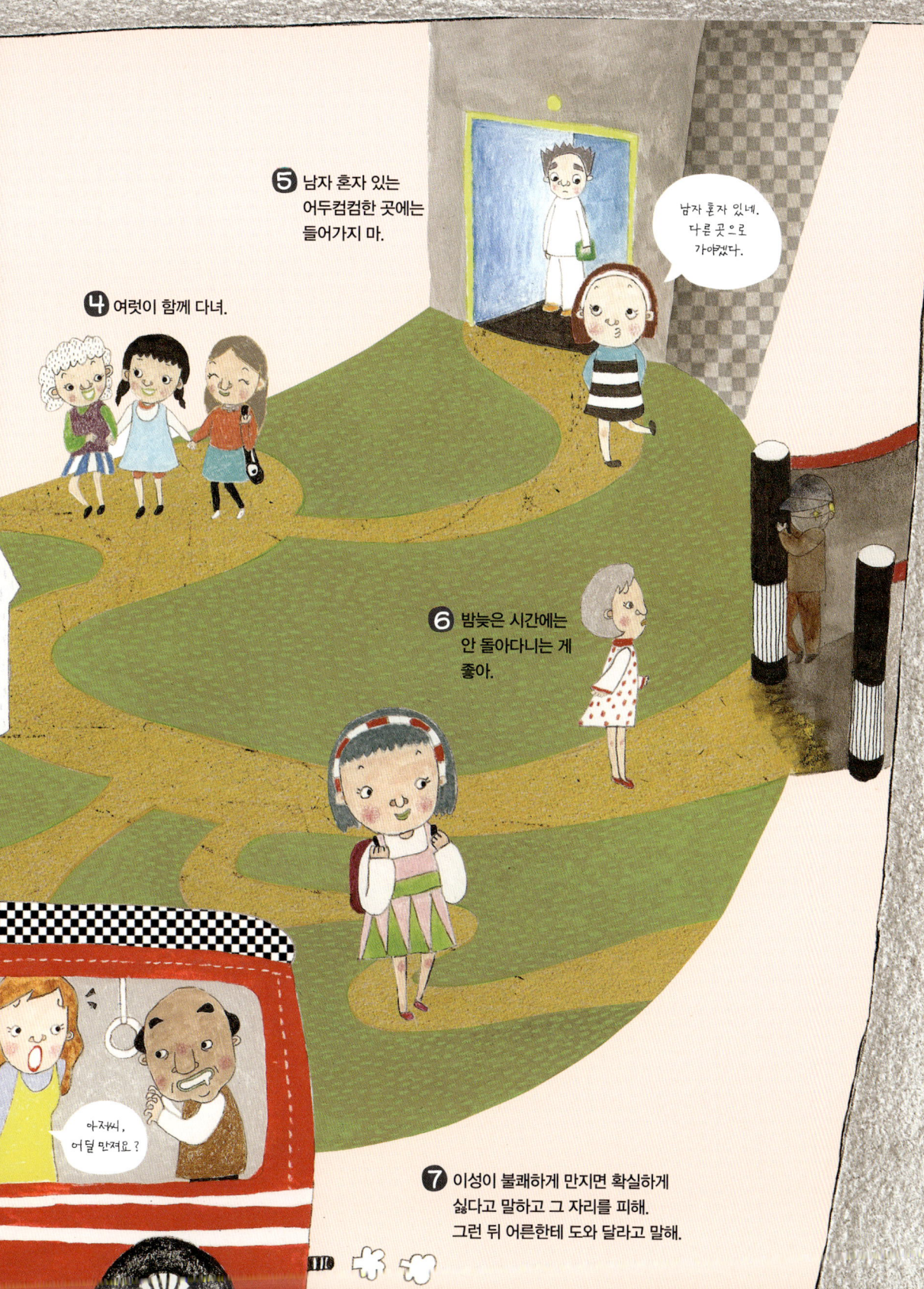

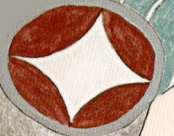

성폭력을 당했을 때는 어떻게 해야 하나요?

성폭력을 당했을 때는 부모님께 꼭 말씀드려. 성폭력을 당하면 너무나 충격이 커서 혼자 감당하기 힘들거든. 성폭력을 당하면 자신이 잘못해서 벌어진 일은 아닌지, 자신이 나쁜 아이가 되는 것은 아닌지 하는 죄의식과 수치심으로 자책하게 돼. 이것은 마음에 큰 상처를 입었다는 뜻이기도 하지.

만약 성폭력을 당했다면 성폭력 전문 상담 기관이나 경찰서, 산부인과에 알리고 성폭력을 당했을 때 입었던 옷을 그대로 입고 있거나 봉투에 넣어 보관해. 또 증거가 없어질 수도 있으니 절대 씻지 마. 성폭력이 있었던 장소, 날짜, 시간과 가해자의 얼굴과 옷차림을 써 두고, 혹시 가해자의 소지품이나 당시 둘레에 있었던 물건들은 모두 따로 모아 보관해.

또 성폭력을 당해서 억지로 임신을 했을 때는 상담 기관을 통해 의사가 처방해 준 응급 피임약을 받아서 먹을 수 있어. 이 약은 수정을 억제하거나 자궁 내막을 변형시켜 수정된 난자가 착상하지 못하게 하는 호르몬이 들어 있어서 임신을 막을 수 있어.

성폭력은 알고 지내는 사람끼리 일어나기도 하고, 전혀 모르는 사람한테 당할 수도 있어. 성폭력은 모두 가해자의 잘못이야. 피해자가 잘못한 것은 조금도 없어. 그러니 부모님이나 믿을 만한 어른한테 말하고 도움을 받아야 해. 그러면 다시 밝고 활기찬 모습을 되찾을 수 있어.

> 해바라기 아동센터 : 02-3274-1375
> 청소년 보호위원회 : 1388
> 여성부 : 1366
> 여성 상담실 경찰관 : 해당 국번 + 0118

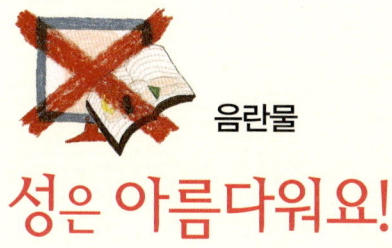 음란물

성은 아름다워요!

태석이가 집 안으로 들어오자 강민이는 얼른 자기 방으로 들어가 버렸다. 예민이도 화가 나서 방에 들어가 나오지도 않고 있었다.

"강민이 여기 있죠? 방금 들어가는 거 봤어요. 그런데 제가 알던 강민이가 아니었어요. 덩치가 큰 게 꼭 어른 같았어요. 어떻게 된 거예요?"

태석이는 강민이 엄마한테 물었다.

"무슨 소리예요! 우리 강민이는 시골에서 안 왔어요."

엄마는 어색한 얼굴로 말했다.

"제가 분명히 들었어요. 강민이 목소리를요. 뭘 숨기시는 거예요? 강민이한테 무슨 일 있는 거죠?"

태석이는 강민이의 방문 앞으로 갔다.

"강민아, 형이야. 무슨 일 있는 거야? 형한테 말해. 형이 도와줄게."

"형, 그냥 가요. 제발 부탁이야!"

강민이가 안에서 소리쳤다. 그러자 태석이는 더욱더 그냥 돌아갈 수가 없었다. 태석이는 방문 손잡이를 돌려보았다. 마침 문이 안 잠겨 있었다. 강민이가 정신이 없어서 문을 안 잠근 모양이다. 엄마는 가슴이 철렁 내려앉았다. 이제 강민이가 꼼짝없이 어린이로 살아가야 한다고 생각하니 앞이 캄캄했다.

"강민아!"

태석이는 문을 벌컥 열었다. 방 안에는 강민이가 있었다. 그런데 다행히도 방 안에는 초등학교 사학년인 말썽꾸러기 떼쟁이 강민이가 있었다. 복숭아의 마법이 풀린 것이다. 벌써 열흘이 다 지나간 모양이다.

"어? 그냥 강민이잖아. 꼬맹이 강민이!"

태석이는 머리를 긁적거렸다.

"우리 강민이잖아요. 그냥 강민이!"

엄마는 한숨을 푹 내쉬었다.

"그런데 왜 강민이가 시골 갔다고 하셨어요?"

태석이는 고개를 갸웃하며 강민이 엄마한테 물었다.

"그거야, 뭐, 내가 요즘 정신이 이래요. 아주 오락가락한다니까요. 일하면서 애들 키우랴, 집안일 하랴 정신이 남아나지가 않아요."

엄마는 딴청을 부리더니 부엌으로 가 버렸다.

"형! 잘 있었어?"

강민이는 한결 편한 얼굴로 태석이한테 달려와 안겼다.
"이 녀석이 왜 이래?"
태석이는 말은 그렇게 했지만 무슨 일인지 눈물이 그렁그렁한 강민이의 등을 다독여 주었다.
"강민아! 무슨 힘든 일 있으면 언제든지 형한테 말해. 아! 오토바이 태워 줄까?"
태석이가 물었다.
"아니야 형. 나중에 나도 형처럼 어른이 되면 탈래. 자기 나이에 맞는 일은 따로 있는 것 같아. 난 아직은 형이랑 오토바이 타는 것보다 코찔찔이 주현이랑 노는 게 더 재미있어. 어른이 되면 딱지치기 같이 재미있는 놀이도 못하잖아. 그러니 지금 많이 해야지."
강민이 말에 태석이는 눈이 동그래졌다.
"오호, 우리 꼬맹이 강민이가 어른이 다 됐네."
태석이가 강민이를 안아서 빙글빙글 돌려 주었다. 다시 어린이가 된 예민이도 방에서 나왔다. 강민이도 누나가 다시 어린이가 되었는지 보고 싶었다.
"어? 저 꼬마 아가씨는 누구야?"
태석이가 강민이한테 물었다.
"아! 우리 누나야."
"너희 이모랑 똑같이 생겼네."
태석의 말에 예민이는 얼굴이 또 다시 붉어졌다. 그 뒤로 태석이는 강민이네 집 앞에서 어슬렁거리는 날이 많아졌다. 하지만 그날 뒤로 태석이는 다시는 강민이네 이모를 만날 수 없었다.

예민이는 피아노 학원을 그만 두고 강민이와 태석이가 다니는 태권도장을 다녔다. 태석이는 태권도를 마치고 나와 오토바이에 올라탔다. 그러자 예민이도 쪼르르 쫓아 나와 태석이를 보며 소리쳤다.

"태석이 오빠! 조금만 기다려줘요. 음, 십 년쯤이요. 제가 대학생이 되면 그때 전 꼭 오빠랑 결혼할 거예요."

"조그만 게 별 소릴 다하네. 얼른 가서 공부나 하셔요. 꼬마 아가씨!"

"치! 아무것도 모르면서……."

예민이는 그동안의 일을 털어 놓을 수도 없고 너무 답답했다.

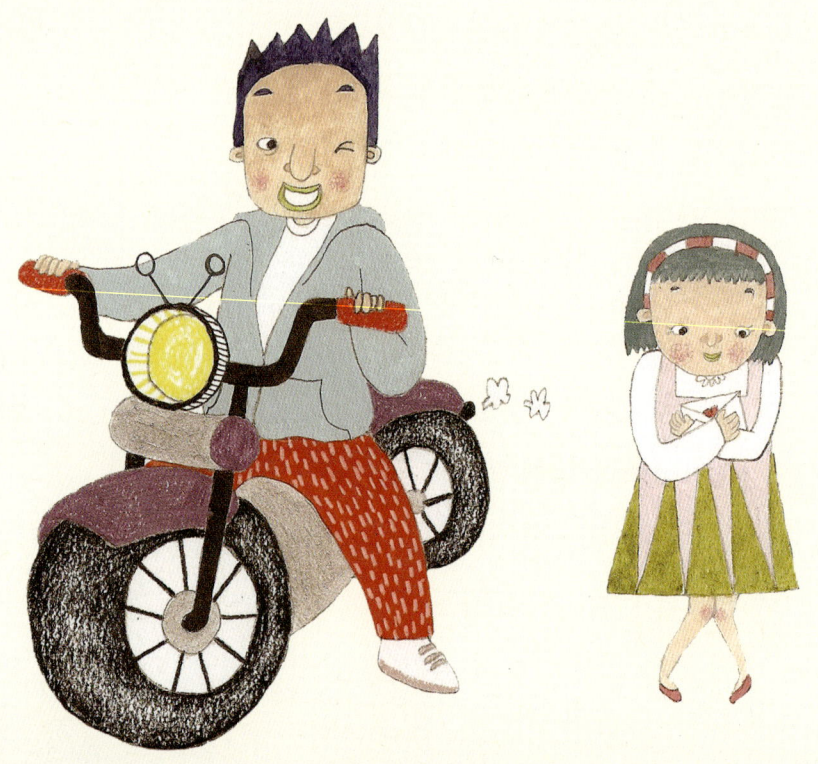

"참! 이 편지 너희 이모한테 좀 전해 줄 수 있어?"

태서이는 오래 전부터 주머니에 넣어 두었던 편지를 꺼내서 예민이한테 내밀었다.

"다른 사람한테는 보여 주지 말고 꼭 너희 이모한테 줘야 해. 알았지?"

"네! 꼭 우리 이모한테만 전할게요."

예민이는 신이 나서 편지를 들고 집으로 달려갔다. 그리고 방문을 잠그고 편지를 읽었다. 편지 내용은 비밀이다. 그건 예민이네 이모한테만 전하라고 했으니까. 강민이와 예민이는 그 뒤로 가끔 성 이야기를 나누었다.

"누나, 우린 정말 소중해. 난 이제부터 내 몸과 마음을 사랑할 거야. 힘들게 날 낳아 주신 엄마를 생각하면서 말이야."

강민이는 제법 어른이 된 것처럼 말했다.

"그래 맞아. 나도 어른이 되어 보니 우리 몸과 마음이 얼마나 소중한 것인지 알 것 같아. 복숭아 할머니가 처음 우리한테 해 준 말 생각나? 성은 정말 아름답고 성스럽다고 한 말 말이야. 그때 우리가 성은 그냥 우리 몸의 일부일 뿐이라고 말하면서 시큰둥했잖아. 근데 지금 생각해 보니 복숭아 할머니 말이 맞는 것 같아."

"나도 같은 생각이야. 엄마 아빠도 우리한테 언제나 몸 관리 잘해야 한다고 하셨잖아. 그땐 잔소리로만 들었는데 이제 무슨 말인지 알겠어."

다음 날 강민이와 예민이는 복숭아 할머니한테 소중한 경험을 하게 해 줘서 고맙다는 말을 하고 싶어 할머니네 집을 찾아갔다.

그런데 이게 웬일일까? 할머니네 집은 찾을 수가 없었다. 할머니네 집이 있던 자리에는 넓은 복숭아 밭만 있을 뿐이었다. 신비롭고 커다란 나무도, 나무에 달린 그네도, 신기한 물건이 가득하던 집도 없었다. 그냥 풀이 나 있는 빈터였다.

"우리가 잠시 꿈을 꾼 걸까?"

강민이가 물었다.

"글쎄? 꿈이라고 하기에는 복숭아 맛이 너무 생생하지 않았어? 아! 할머니가 들려주던 글이 생각난다. 이번 경험을 하면서 내 마음도 많이 자란 것 같아. 오늘부터 사춘기를 넓은 마음으로 보낼 수 있겠어."

둘은 나란히 서서 해가 지는 아름다운 복숭아 밭을 바라보았다. 그때 할머니가 복숭아 나무 위에 걸터앉아 큰소리로 글을 읽고 있었다. 깜짝 놀란 예민이와 강민이는 할머니가 읽어주는 글을 들으며 할머니를 가만히 바라보기만 했다.

강민이랑 예민이는 차근차근 어른이 되어 갔다. 하루에 꼭 하루치만큼씩만. 가끔 둘은 복숭아 할머니 이야기를 나눈다. 할머니가 알려준 성 이야기를 생각하면서 말이다.

바로 너와 같은 아이들이 우리 곁에 있어서
세상이 아름다울 수 있단다.
그것은 바로 하늘의 혜택이지.
티 없이 맑고 투명한 마음을
갖고 있는 너희보다 고귀한 것은 없단다.
바로 우리 어른들이 너희를
사랑할 수밖에 없는 까닭이지.
어른들은 너희의 작은 몸짓 하나하나,
마음 씀씀이 하나하나에서
아름다움과 사랑을 배운단다.

　　　　아미엘의 〈아이들이 있기에〉

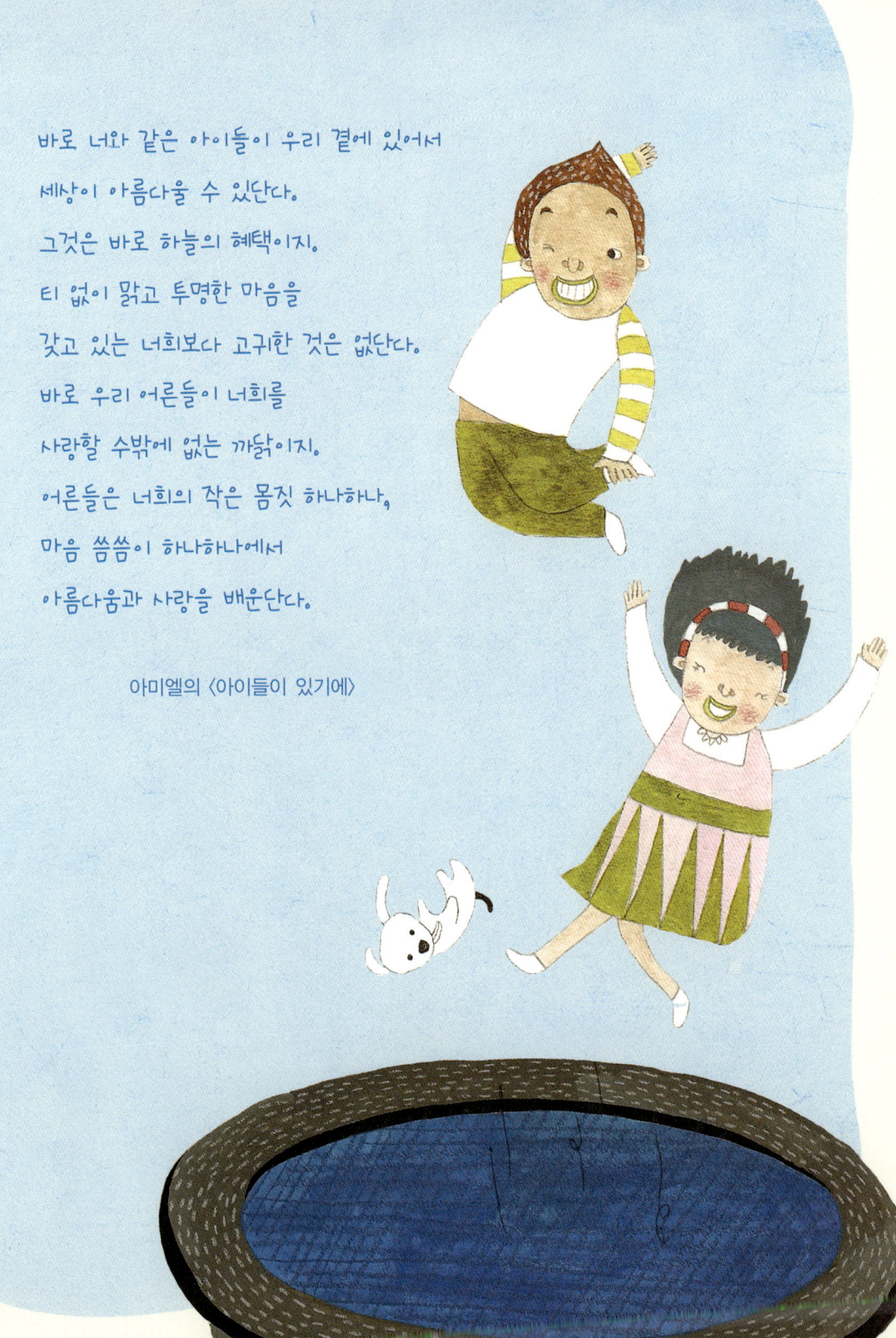

아름다운 성, 즐거운 성!

여자와 남자는 서로 다르게 자라. 남자는 골격과 근육이 발달하고 음경이 커지고 사정을 하며 생식기에 털이 나지. 여자는 가슴과 엉덩이가 커지고 생식기에 털이 나고 생리를 한단다.

그리고 남자와 여자는 서로 몸과 마음이 끌려. 이것은 어른이 되어 서로 사랑에 빠져 성관계를 맺음으로써 아기를 갖는 아름다운 과정이야. 남자와 여자는 성관계를 하면서 사랑을 더해가고 기쁨을 맛보기도 해. 틀림없이 우리들의 성은 아름답고 신비로운 것이야. 단, 우리가 자신의 몸을 소중히 여기고 현명하게 지켜나갔을 때 말이야.

아름답고 건강한 성은 절제와 책임이 뒤따른단다. 어른이 되어 몸이 완전히 자랄 때까지 몸을 잘 관리해야 하고, 다른 사람의 몸도 존중하고 소중하게 여겨야 해.

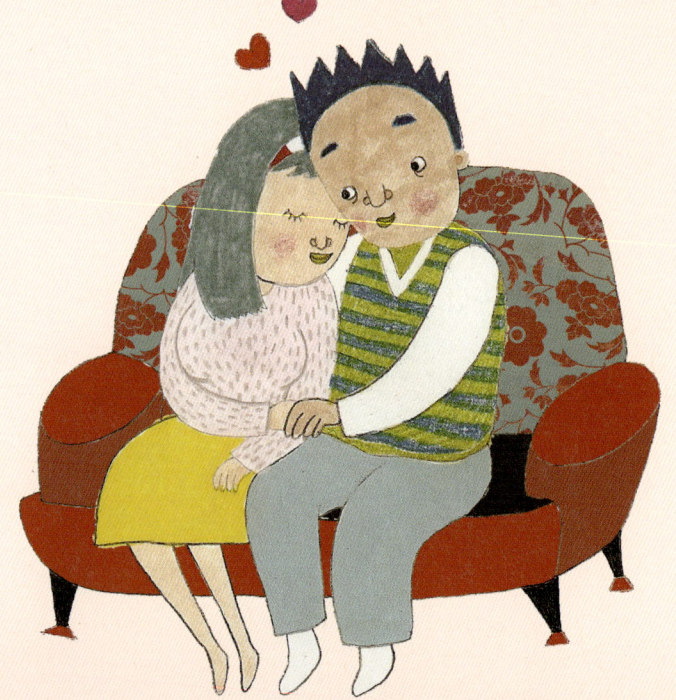

음란물은 왜 나빠요?

성생활은 즐거운 일이며 생명을 만드는 신비롭고 경건한 일이야. 하지만 몇몇 생각 없는 장사꾼들은 사람들을 자극하여 돈을 벌려고 사실과는 다른 아주 과장되고 괴상한 음란물을 만들어 팔고 있어.

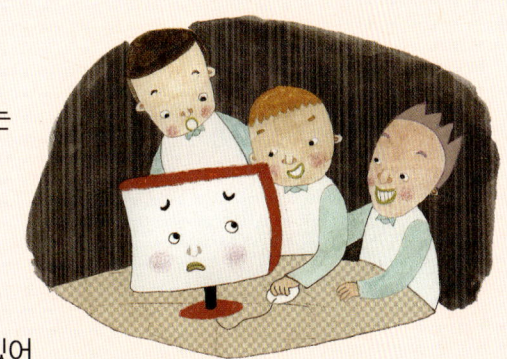

비디오, 인터넷 동영상, 포르노 잡지 같은 다양한 매체에 음란물을 보여 주며 사람들의 정신을 병들게 하고 있어.

괴상하게 만들어진 이런 것들은 아직 성에 정확한 지식이 없는 청소년들한테 성에 대한 비뚤어진 눈을 갖게 해.

어른이 되어 아름답고 건강한 성을 누리고 싶다면 청소년기에는 음란물을 멀리해야 한단다.

여러 가지 성병

많은 종류의 질병들이 성관계를 통해서 전염된단다. 성병에는 면역력을 떨어뜨려서 가벼운 질병으로도 죽게 하는 에이즈, 몸에 피부 발진을 일으키는 매독, 남자들한테 요통을 느끼게 하는 임질, 가려움과 요통을 느끼게 하는 요도염 같은 것들이 있어. 그러니 성관계를 할 때는 성병을 옮거나 옮기지 않도록 신중하게 생각하고 현명하게 판단해야 해.

콘돔을 쓰는 것으로 질병의 전염을 많이 줄이기는 하지만 완전히 막을 수는 없어. 성병에 걸렸을 때는 꼭꼭 숨기지 말고 병원을 찾아 빨리 치료를 받아야 해.

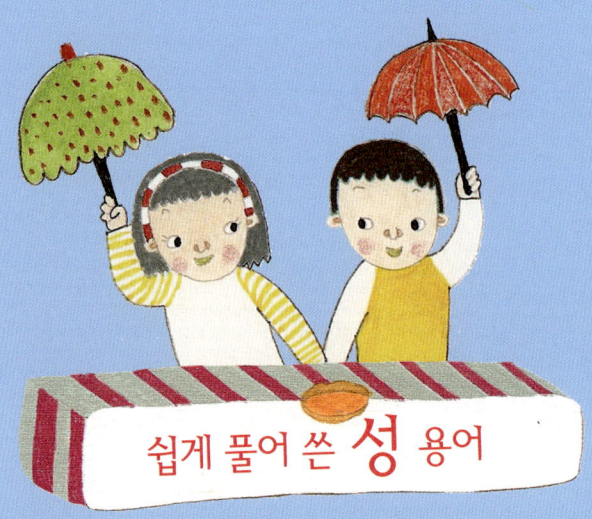

고환 61, 81쪽
젖을 먹고 자라는 포유류의 음낭 속에는 동그란 모양의 기관이 있어. 왼쪽과 오른쪽에 한 쌍으로 되어 있는 이것을 고환이라고 하지. 고환은 정자를 만들고 남성 호르몬을 나오게 해.

난자 61, 80, 81, 90, 92, 93, 102쪽
여자의 생식 기관인 난소에서 내보내는 생식 세포를 말해. 난자는 정자와 만나 새로운 생명을 만들어 내. 여자들은 태어날 때부터 난소에 300~400개의 어린 난자를 지니고 있어. 이것이 성숙하면 한 달에 한 번씩 생리를 하면서 몸 밖으로 내보내. 난소에서 나온 성숙한 난자가 정자를 만나면 수정이 되어 임신을 하는 거야.

남성 호르몬 23쪽
남자의 정소에서 나오는 호르몬으로 주로 테스토스테론과 고환 호르몬으로 되어 있어. 사춘기 남자 아이한테 남성 호르몬이 많이 분비되면서 2차 성징이 도드라지게 나타나.

몽정 61쪽
남자가 잠을 자다가 정액이 저절로 나오는 것을 말해. 잠을 잘 때는 우리 뇌가 잠들어 있어서 정액을 내보내야 할지 말아야 할지를 잘 몰라. 이때 이불깃이나 손 같은 것으로 음경을 조금만 건드려도 안에 있던 정자가 밖으로 나오는 거지. 몽정은 여자가 하는 생리와 같이 자연스러운 현상이야. 생식기가 잘 성장하고 있다는 뜻이지.

발기 62쪽
음경이 커지고 딱딱해지는 것으로 이것은 음경에 혈액이 몰리면서 생기는 거야. 음경이 딱딱해져야 여성의 질 안으로 음경을 쉽게 넣을 수 있고, 정자를 내보내 난자와 수정을 할 수 있도록 해.

사춘기 13, 22, 23, 30, 31, 100쪽
어린이에서 어른이 되어가는 2차 성징이 나타나는 때로, 몸의 성장에 따라 성 기능이 활발해지고 생식 기능이 완성되는 때를 말해. 사춘기 때는 자기 성별에

> 이크, 음경이 커지니까 정말 불편하네. 아빠처럼 구구단을 외워 볼까? 3×1=3, 3×2=6, 3×3=9, 3×4=12……

쉽게 풀어 쓴 성 용어

맞는 호르몬이 늘어나면서 갑작스럽게 몸이 달라져서 성격이 예민해지고 이성에 호기심이 많이 생겨. 사춘기는 보통 열한 살부터 열여섯 살 사이에 나타나.

생리 (월경) 40, 41, 42, 43쪽
수정란을 키우려고 자궁벽에 모아 두었던 혈액이 자궁벽과 함께 허물어져서 질로 흘러나와. 이것을 생리 또는 월경, 달거리라고 하지. 생리는 26~32일에 한 번씩 하고, 한 번에 3~5일 동안 이어져.

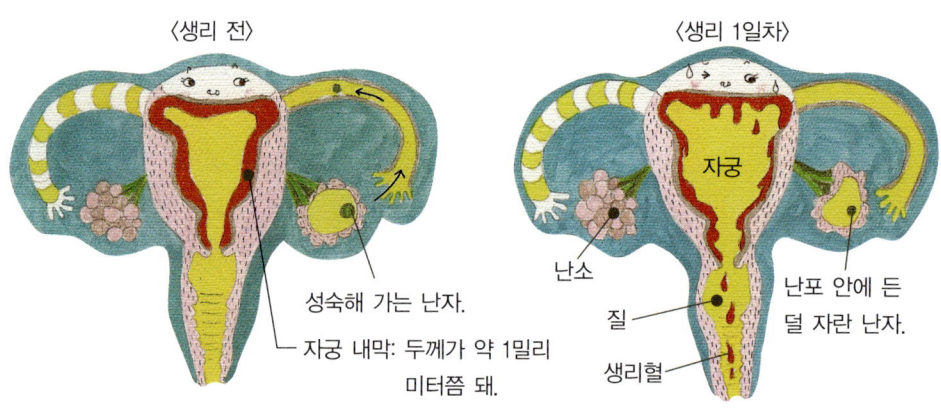

생식기 (생식 기관) 52, 61, 62쪽
생명을 가진 생물은 자신과 닮은 생명체를 만들어 자신의 종족을 지키려고 해. 이러한 것을 생식이라고 하는데 생식에 관여하는 기관이 생식기야. 난자와 정자를 저장하고 만들어 내는 난소, 정소, 전립선, 수정관, 수란관, 음경, 자궁, 질 같은 것이 모두 생식기야.

성병 111쪽
성관계를 했을 때 감염되는 질병을 말해. 주로 성기나 성기 둘레에 생기고 에이즈, 매독, 임질, 요도염 같은 것이 있어.

성폭력 100, 101, 102쪽
상대방이 싫어하는데도 성관계를 맺거나 맺으려고 하는 일을 말해. 창피한 느낌을 주는 말을 해서 남의 마음을 아프게 하는 일도 성폭력이야. 우리나라 법에서는 성폭력을 한 사람한테는 아주 무거운 벌을 줘.

여성 호르몬 23쪽
여성 호르몬은 여자 몸을 더욱 여자답게 하는 호르몬이야. 여자의 생식기인 난소에서 나오는 호르몬이지. 사춘기 여자한테는 여성 호르몬이 많이 나오면서 2차 성징이 나타나. 여성 호르몬은 생리, 배란, 수정 같은 일을 잘할 수 있게 도와줘.

유방 31쪽
아기한테 젖을 먹이는 여자의 왼쪽과 오른쪽 가슴에 하나씩 있어. 여자가 아기를 낳으면 일정 기간 동안 유방에서 젖이 나와. 유방 가운데에는 젖꼭지(유두)가 있고, 젖꼭지 둘레로 젖꽃판이 있어.

임신 79, 83, 90, 91, 102쪽
임신은 뱃속에 태아를 갖는 거야. 남자의 음경과 여자의 질이 만나서 운동을 하다 보면 남자는 여자의 질 안에 사정을 해. 이렇게 난자와 정자가 만나 수정이 이뤄지면 수정란이 자궁벽에 착상하여 아기가 되지. 아기는 엄마 뱃속에서 무럭무럭 자라서 이백팔십 일쯤 뒤에 세상으로 나와.

음경 62, 63, 72, 73, 79, 111쪽
오줌과 정액이 나오는 남자의 생식기야. 음경은 요도를 감싸고 있고 귀두, 요도구, 고환으로 이루어져 있어.

음모 52, 110쪽
'거웃' 이라고도 말해. 사람의 생식기 둘레에 나 있는 털이야. 음모는 사춘기에 나기 시작하는데 사람마다 형태와 양이 조금씩 달라.

자궁 40, 79, 82, 83쪽
여성의 생식 기관 가운데 하나로 난자와 정자가 만나 만들어진 수정란이

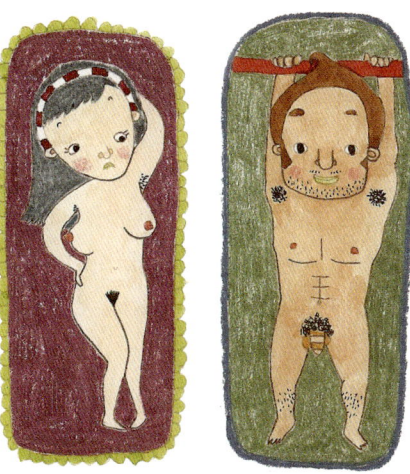

무사히 자랄 수 있도록 해 주는 곳이야. 수정란은 자궁벽에 달라붙어 태아가 되고, 태아는 자궁에서 탯줄을 통해 엄마의 영양분을 먹으며 무럭무럭 자라지.

정액 61, 62쪽
남자의 생식 기관에서 만들어져서 정자와 함께 나오는 액체야. 정자가 밖으로 쉽게 이동할 수 있도록 도와줘.

정자 61, 79, 80, 81, 92, 93쪽
남자의 생식기인 고환에서는 아주 작은 정자들이 만들어져. 남자의 음경이 딱딱하게 커지면 수많은 정자는 미끌거리는 액체와 섞여 성기를 통해 밖으로 나와. 이것을 사정이라고 해. 여자의 질 안에 사정이 된 정자는 물고기처럼 열심히 꼬리를 흔들어 난자가 있는 곳으로 헤엄쳐 가. 이때 난자와 만난 정자만 수정이 되고 나머지는 죽는 거야.

태아 62, 83쪽
엄마의 뱃속에서 자라고 있는 아기야. 여자가 임신한 지 두 달이 지나면 수정란이 자라 뚜렷한 사람 모양이 되는데 이때부터 태아라고 해.

포경 수술 72, 73쪽
포경 수술은 음경을 껍질처럼 덮고 있는 살갗을 잘라내는 수술이야.

피임 91쪽
남자와 여자가 성관계를 할 때 임신이 안 되도록 막는 것을 말해. 임신이 가능한 기간을 피하거나 콘돔과 같은 피임 도구를 쓰지.

콘돔 91, 111쪽
콘돔은 피임을 할 때 가장 많이 쓰는 피임 기구야. 콘돔은 정자가 여자의 질 속으로 들어가는 것을 막으려고 남자의 성기에 씌우는 고무로 된 제품이야. 콘돔은 피임 기구일뿐만 아니라 성관계를 맺었을 때 전염이 되는 성병도 막아 줘.